再谈民营医院管理

郭 龙 著

中国出版集团
東方出版中心

图书在版编目（CIP）数据

再谈民营医院管理 / 郭龙著. —上海：东方出版中心，2022.12

ISBN 978-7-5473-2113-3

Ⅰ. ①再… Ⅱ. ①郭… Ⅲ. ①民营化—医院—管理 Ⅳ. ①R197.32

中国版本图书馆 CIP 数据核字（2022）第 237979 号

再谈民营医院管理

著　　者　郭　龙
责任编辑　黄升任　钱吉苓
封面设计　今亮后声 HOPESOUND pankouyugu@163.com · 王非凡　王秋萍

出版发行　东方出版中心有限公司
地　　址　上海市仙霞路 345 号
邮政编码　200336
电　　话　021-62417400
印 刷 者　上海颛辉印刷厂有限公司

开　　本　890mm × 1240mm　1/32
印　　张　8.5
字　　数　173 千字
版　　次　2023 年 1 月第 1 版
印　　次　2023 年 1 月第 1 次印刷
定　　价　58.00 元

代序

白求恩精神与社会办医

白求恩精神研究会名誉会长　马国庆

《白求恩精神与社会办医》原本是我对民营医院建设发展的几点思考。前些日子，当我读了郭龙同志撰写的《再谈民营医院管理》文稿后，感到既欣慰又亲切，作者谦恭地让我给他的新书写点东西，我就把这篇文章拿出来权当给这本书配个“绿叶”吧。

1939 年 12 月 21 日，毛泽东同志在《纪念白求恩》一文中指出：白求恩精神就是国际主义精神，就是毫不利己专门利人的共产主义精神，表现为对工作极端负责、对同志对人民极端热忱、对技术精益求精。白求恩精神是党全心全意为人民服务宗旨的集中体现，是医疗卫生战线职业精神的真实体现。

“白求恩精神”能否穿越时空，对中国新时代“社会办医”具有鼓舞作用，并为其注入生命活力？带着这个颇具挑战性的历史新课题，我在国龙医院找到了心仪的答案。

我对社会办医没什么研究，更谈不上出成果。如果说有所了解，也是自 2019 年以来对国龙医院的两次调研，以及和郭龙同志的三次面对面交流。特别是前不久听了他在中国医院协会“社会办医・院长开讲”公益栏目的演讲后，我更是受益匪浅。他的演讲深深地打动了我，也引起了我对社会办医的一些思考。今天借此机会，围绕“白求恩精神与社会办医”这个主题，谈几点思考与大家分享。

社会办医要解决的首要问题仍然是为谁服务

白求恩生活的那个时代，医疗是少数人享有的服务。白求恩曾引用特鲁多的话说：“穷人有穷人的肺结核，富人有富人的肺结核，富人恢复了健康，穷人却死去。”他大声疾呼：“医疗应当增进亿万人的健康，而不能只为少数人服务。”

1965 年 6 月 26 日，毛泽东同志有感于农村缺医少药的现实，发出了振聋发聩的号召：“要把医疗卫生工作的重点放到农村去。”

为了顺应社会发展，1995 年中国社会资本开始办医。2017 年 10 月，党的十九大报告把“支持社会办医”作为实施健康中国战略的重大举措鲜明地提出来，第一次把社会办医纳入“中国特色基本医疗卫生制度、医疗保障制度和优质高效的医疗卫生服务体系”。

民营医院等社会办医机构所承担的任务和公立医院有所不同。公立医院是保基本、兜底线；民营医院则是创特色、多样化，满足不同层次的健康需求。为谁服务成为社会办医的方向性问题。我们听到一些专科医院提出“为高端人群提供高端服务”“为城市富人服务”“为外国人服务”的办医理念。如果你有高端技术设备，有世界一流的手术团队，又有一定的市场需求，开辟一个服务少数人的医疗项目也不为过。然而，在我国目前 3 万多家医院中，民营医院占据大半江山，但服务人群仅占 20%。对社会办医来说，为少数人服务这条路是比较窄的，很多医院是挤不进去的，甚至还可能被挤出来。一个医院如果只盯着少数人和有钱人，就算短期内会有经济效益,但其社会效益、社会形象是要大打折扣的。

在为谁服务这个问题上,国龙医院秉持的是:坚持为城乡居民的健康服务,瞄准大多数人的医疗需求。同时发挥自己的学科优势,用一流的技术和服务造福患者。他们每年完成 1.6 万多例骨科大小手术,帮助 5 000 多名婴儿平安降生,不但产生了良好的社会效益,提升了医院的影响力,也产生了较好的经济效益,促进了医院的跨越式发展。

社会办医靠什么提高患者满意度

白求恩在中国时经常讲这些话:医生、护士和护理员的责任只有一个,那就是使我们的病人快乐,帮助他们恢复健康和力量;如果你不把伤病员放在最前头,你就不配在八路军医院工作。

郭龙同志跟我交流时谈过这样一个观点:卫生经济学、医院经济学首先应当是良心经济学。医院文化、医学文化,说到底应当是良心文化。

我想,医院要讲良心经济学和良心文化,就是要用精湛的医术和暖心的服务,真心实意地为患者解决问题。

国龙医院为患者提供了良好的就医体验,有很多经验值得推广和学习。比如,“两围两转两满意”的管理模式,即医生围着患者转,全员围着医生转;让患者满意,更让医生满意。又如,为每个医生配备医助,让医生把更多的时间留给患者,问诊和手术前与患者耐心地沟通。还有,为提升医疗质量和就医感受,医院病床和服务人员的比例达到 1∶4,这在国内也是领先的,极大提升了患者的就医满意度。

实践证明,一个医院的社会满意度,不是靠百度排名、排行榜、锦旗，而是靠精湛医术和良好服务，靠患者口碑相传，靠同行发自内心的认可。

社会办医靠什么实现创新发展

社会办医实践证明，民营医院的发展重在质量而非数量，在内涵而非外延扩张，在特色而非门类齐全，在一个引领专项技术发展的医生集团而非几个挂名专家。特别重要的是，合作办医的各方要有共同的价值观和共同的价值追求。

首所国龙医院所处的经济欠发达的宁夏，人口不过720多万，地广人稀，和沿海及中部地区比，医疗市场不大。

要使医院发展，必须有自己的特色，他们着力发展骨科、妇产科两个骨干学科。为培养与世界最先进医疗技术接轨的医生团队，他们和欧美最先进的技术接轨，派出60多人赴美国合作医院学习最新技术。

他们在上海创建了第二所医院，向中国的顶级医院学习技术和管理。十年磨剑，玉汝于成。终于把最好的技术与救护生命的理想变成现实，成为宁夏、西北乃至全国最好的民营医院之一。

医院的发展离不开合作方的投资、入股、技术培训等。在合作过程中各方往往会出现价值观异变甚至冲突。有的合作方想捞一把钱就走，有的以推销药品、医疗器械为目的，有的对患者采取欺诈手段，有的为谋利不惜坑蒙拐骗，等等。因此，跟什么样的价值观的人合作，甚至会成为决定医院生死存亡的关键因素。

国龙医院这些年在世界各地寻求合作方时，特别看重对方的价值追求。他们和美国优选集团（由4所医院和100名骨科、心脏科医生组成）合作，首先是因为双方在价值观上高度认同。双方合作的初衷就是提升技术,治病救人,而不是赚大钱。他们拒绝广告宣传,拒绝拔高和吹嘘,他们最看重的是学科和人才的成长,是患者康复带来的成就感。

国龙医院真正把医生、护士和其他员工当作主体,并在待遇、平台、荣誉各方面加以体现,使他们成为医院建设的投资者、管理者、受益者。

他们坚持每年默默无闻地开展医疗扶贫公益活动,尽最大努力帮助患者应治尽治,践行了白求恩的公益精神和人道主义精神。这就是白求恩倡导的“医生是人民的公仆而不是主人”“我们的口号是为人民健康工作,努力服务得最好”。

社会办医为什么要倡导用白求恩精神建院育人

我第一次到国龙医院,就感受到白求恩精神的氛围。白求恩图像、白求恩语录等标识文化让人倍感亲切。郭龙同志跟我交流时讲:一个医院要有灵魂,一个医生要有榜样。而真正的灵魂应当是白求恩精神,真正的榜样应该是白求恩大夫。

医院邀请白求恩精神研究会(后简称白研会)成员前来授课,医院党委布置开展向白求恩学习的活动,撰写《白求恩式医务人员工作制度和流程》《白求恩式医务人员岗位描述》,制定了全员3年的达标规划。医院还和白研会一起建立了白求恩精神研究会社会办医分会,体现了浓浓的白求恩情怀。我们和国龙医院结缘,从本质上讲,是我们在白求恩精神建院育人上有着共同的价值观和深刻共识。

2017年8月13日,习近平总书记在所在党支部专题组织生活会上说:“希望大家做一个脱离低级趣味的人、高尚的人……榜样是谁呢？张思德、白求恩、焦裕禄、麦贤得……我希望同志们的参照系就是这些楷模。”如果说张思德、麦贤得是军人的楷模，焦裕禄是领导干部的楷模，那么白求恩就是习近平总书记倡导的医者楷模。

10年前我在原沈阳军区总医院调研时，一位住院老首长对我们说：“白求恩精神是离老百姓最近的精神，因为他关系着每个人的健康，每个家庭的幸福，每个家族的兴旺。”“患者希望碰上白求恩式的好医生，这样的好医生不但有精湛技术，更有极端负责、极端热忱的服务精神。你们宣传白求恩，就是在为人民健康造福。”

坚持和倡导用白求恩精神建院育人，其重要意义至少可以概括为五点：一是指导解决好为谁办医、为谁服务的根本问题；二是指导解决好向谁学习和学习什么的问题；三是指导解决好管理创新和技术创新的问题；四是指导解决好医院人文建设的方向与方法问题；五是指导解决好医院可持续发展应当坚持的基本原则，即坚持“两手抓，两手硬”，避免“硬核不硬，软核也不硬”的问题。

靠什么培养优秀的好医生、好护士、好团队

2017年，白研会与中国医师协会在全国医疗卫生战线发起寻访“白求恩式好医生”的活动。白求恩式好医生的标准是“四像”：像白求恩那样有崇高理想和职业追求；像白求恩那样对伤病员极端热忱、极端负责；像白求恩那样对技术精益求精、不断创新；像白求恩那样热心公益事业，在重大卫生公共事件中舍己救人、无私奉献。

这项活动得到国家卫健委、民政部的肯定，目前正在申报国家级奖项。这项活动也得到了各级卫生部门和广大医务人员的大力

支持。截至2021年已推选出四批次白求恩式好医生。郭龙同志就是2020年白求恩式好医生的优秀代表。他的获奖感言是:“做医生要有信仰,树立终生为患者解除病痛的职业理想;做医生要有激情,对医术刻苦钻研、永不止步;做医生还要拥抱孤独,耐得住寂寞,不为繁华易素心。”

他的一席肺腑之言,让我想起一位西方哲人的话:“世界上有两种东西是亘古不变的,一是我们头顶上的日月星辰,一是深藏在我们心中的高贵信仰。”一个优秀的医生,首先应当是愿为人类健康贡献一切的人道主义者。

温州医科大学口腔医学院·附属口腔医院党委书记麻健丰是第四届白求恩式好医生,他在武汉抗疫前线写下这样的感悟:“年少时,我读白求恩,很难相信世上会有这样无私利人的医生;入职后,我读白求恩,憧憬也成为他那样的人;抗疫时,我读白求恩,激起我的责任担当。白求恩,中国医生从医路上的榜样力量。”他在和我交谈时说:“这次抗疫,最大的亮点不是技术,不是医药,不是装备,而是闪烁在4.2万多名医务人员身上的白求恩精神。有3 000多名医务人员被感染,有64位献出宝贵生命,他们是当之无愧的白求恩式好医生。”

抗疫人群中,不但有公立医院的白衣战士,也有许多民营医院的勇士。我发现,年轻医生开始喜欢白求恩了,愿意做白求恩那样的好医生。为此,我们应当树立一个信念:让白求恩精神在医务人员心中落地生根、开花结果,我们的医院就会充满生命活力。

我们在全国各地调研时发现,凡是开展学习白求恩活动持续时间长、不断创新的医院,都是风气正、典型多的先进单位,如武汉四院、南宁四院、淄博一院、高州医院、国龙医院等。

我们期盼有更多医院结合单位实际,开展学习白求恩活动,评选白求恩式好医生、好护士、好技师、好药师。相信每一个获此荣誉的医务人员，一定会更加自律，一定会影响更多的人，一定会产生良好的示范效应，也一定会提升医院的社会经济效益。

社会办医怎样才能跳出“兴勃亡忽”的周期率

社会办医受各种因素影响，很多医院的生命周期也不长。莆田系医院因为种种劣迹，现在基本上都被扫地出门了。有的公立医院被药厂收购后，存活期也不长。有些民营医院经常“城头变幻大王旗”，今年是不孕不育医院，明年是男科医院，后年是性科医院，等等。还有少数违法犯罪，出现几十人锒铛入狱的负面新闻。

中国百年医院很少，有历史原因，但改革开放以来不少医院短命更多的是现实原因。

我和一些医院领导，特别是和郭龙同志探讨过这个问题。相信社会办医只要坚持正确导向，坚持科学管理，坚持特色办医，坚持人文办院，是完全可以跳出“兴勃亡忽”这个周期率的。

1945 年 7 月 4 日，黄炎培和毛泽东同志在延安窑洞有个著名对话，提出了中国共产党执政后能不能跳出人亡政息的历史周期率问题。

毛泽东回答道：“我们已经找到了新路，我们能跳出这周期率。这条新路，就是民主。只有让人民来监督政府，政府才不敢松懈。只有人人起来负责，才不会人亡政息。”毛泽东的回答，对我们社会办医跳出“兴勃亡忽”周期率同样具有警示作用。怎样才能跳出周期率，我想有几个因素需要考虑。

一是认清大势。社会办医在中国有广阔的前景。我们是人口大国，有 10 多亿人口的医疗市场；医疗卫生工作的主要矛盾已经转变为人民群众日益增长的健康需求与医疗资源、医疗能力发展不充分、不平衡之间的矛盾,解决这一矛盾将成为我国卫生工作的长期主要任务。随着生活水平提高,群众的医疗需求,特别是健康长寿的期望不断增长;后疫情时代,政府会更加重视回归本原的医疗模式,医疗向预防和公共卫生倾斜,向服务生命全周期倾斜;人民至上、生命至上的价值导向成为全民共识;各级政府出台的各项政策正在为社会办医创造良好的环境,一些问题正在纠正。

认清这个大势,我们就有理由坚信,再过20—30年,我国社会办医一定会迎来高质量发展的新阶段。

二是党的领导。2018年6月25日,中共中央办公厅印发《关于加强公立医院党的建设工作的意见》,明确:“公立医院实行党委领导下的院长负责制。”党委要发挥“把方向、管大局、作决策、促改革、保落实”的领导作用。

民营医院要不要设党组织?怎样坚持党的领导?这是个新课题。国龙医院在上级党委指导下,2001年就建立了党组织,党委很好发挥了领导核心作用。在防止用人腐败上,不能因为是民营医院就搞家族政治,任人唯亲。要真正做到选贤任能,让贤人变能人。在防止经济腐败上,社会办医挣钱难,分钱更难。薪酬待遇一定要体现公正公平,同时决不允许发生违法经营、收受红包等恶性事件。在发挥科室支部和党员作用上,国龙医院10多个党支部、150多名党员在方方面面都能发挥“聚是一团火,散是满天星”的先锋模范带头作用。

1927年,毛泽东同志在江西永新三湾村对红军进行改编,作出了支部建在连上的英明决策。他后来总结说:“红军之所以艰难奋战而不溃散,支部建在连上是一个重要原因。”今天我们同样可以说,社会办医要想跳出周期率,健康发展,有条件的医院一定要建立党组织，充分发挥党组织“把方向、管大局、保落实”的领导核心作用。

三是特色优势。社会办医面临的大环境差不多，但办医的效果有好有差。一个医院办不好，办不下去，可以找出一千个理由，但办好医院，只需要一个理由，那就是内因努力，外因帮忙。郭龙同志对此深有感触地说：“民营医院至少应当有一个梦想、一个追求，那就是在自己的服务范围内，把自己的医院办成当地的协和。”

想成为当地的协和，一定要有特色，最重要的是技术和管理。你的技术是不是与国际接轨的、国内领先的、有特色的？你能不能靠手术质量和疗效赢得患者？而且这个技术是可持续发展的，有过硬的医疗团队支撑。你的管理是不是能够激发人的创造力和活力？我们看到，来自欧美的一些专家，特别是护理专家已经把先进的管理、技术和理念融入国龙员工的行动中。你的管理最终要体现在患者的就医感受中，患者是用心投票的，靠强拉硬扯、行政命令是不行的。管理中还有科学化和人性化的问题。白求恩对医生和医院的管理严格又科学。他要求每个医生不能在伤员面前昂首而过。同时，把只有小学文化甚至文盲的医务人员培养成合格的医生。

天道酬勤，事在人为。社会办医有着光明前景，在党和政府的指导下，在白求恩精神的引领下，在一大批具有国际视野、专业素养、人文情怀的书记、院长的领导下，社会办医不但可以跳出周期率，还会跟国龙医院一样迎来高质量发展的新时代。

2022 年 10 月

自序

国龙持续发展的印迹

国龙医院创始人　郭　龙

20 世纪 90 年代，随着国家改革全方位深层次地不断推进，“社会办医”这个新名词，开始出现在各级人大代表和政协委员的议案提案、报纸杂志网络和医疗经营管理学术交流中，面对一个全新的领域，雄心勃勃地想创办医院的人不少，有的人想通过这个平台展示医术、实现人生价值，有的人看好这个市场，想通过投资办医院赚钱，等等。

社会办医发展到今天，我们无法准确预测下一年的市场行情。我们只能探索科学的、经济的医疗发展模式，以应对不断增加的各种不确定性因素的挑战，在逆境中求得生存，在困境中赢得发展，在创新中面向未来。

因此，想搞好社会办医要重点研究好已知和未知两个问题。有一位瑞士的作家曾经说道：“一种机器只有在人们不需要了解发明它的理论而独立存在的时候，它才是有用的。”但这样的理解对人们开辟新的医疗市场是没有任何启发作用的。要知道，搞好社会办医事业建立在自我考虑的基础之上，是充满好奇的、实验性的、有风险的。对于经理人和高管来讲，既要熟知当前，又要对未来发展及长远投资计划作出决策。

每当我们谈到未知时，并不缺少什么深层次意义的概念，而是那些具体且实用的见识。26 年来，我一直在研究企业(民营医院)创新，拜访过中国(包括港台地区)、新加坡、美国、德国数十家医院的有识之士，组织了国龙医院每次转型、改革、规划、领导力的培训。我越来越感觉到，不管是民营医疗还是公立医疗，中国其他城市与北上广、国内与欧美的发展水平差距很大，并且有越发扩大的趋势。让人感到紧迫的是，一些经理人和高管仍沉浸在国家发展的大好形势下，忘记了医疗的生存与发展的责任。面对上海都要步入体验经济新时代的现状，医疗尤其是民营医疗必须对未来和长远的投资作出适应新时代发展的战略规划。

作为一个辞去公职创办民营医院 26 年的实践者，我很想以国龙医院的发展实践为例，与同道和相关人员分享发展成果，探讨民营医院的管理实践与创新发展。

一

1994 年，国务院发布《医疗机构管理条例》，次年年初我就在银川开始筹建国龙医院。当时按照运作模式新、文化有特点、患者感受好、员工激情高、医疗无乱象等方面进行运营探索。期盼每天平均有 200 个左右的门诊病人，有 70—80 个住院患者，这样 100 多人的医院就能生存。我无法验证在当时的条件下，没有国家投资的正规民营医院能不能活下来，自己确定重点发展的骨科、妇产科诊疗技术是否能够达到当地三级甲等教学医院的专科水平。

没有想到的是，3 000 多平方米的用房三四年就不够用了，扩建 6 000 多平方米的用房几个月就用完了；不得已租了 2 000 平方米房子开设的妇产科分院两年多就超出业务预期，在院子扩建3 600多平方米的用房也是当年满员。这种繁荣的表象后面慢慢浮现出来一个问题，即医院需要长期用工，而年轻的大学毕业生感到长期为私立医院打工缺乏激情。经过多方面的学习思考和上上下下的反复讨论，形成了从两个方面突破的共识：一是通过特殊的股份制改革，形成没有家族利益大股东的慈善式经营平台；二是积极申请建立党组织，把企业建成社会主义医疗事业队伍中的一分子，即把个人愿景、企业愿景和国家行业愿景统一起来，形成活力组织。

活力组织需要建立长期的高水平持续发展战略。医院的定位是为百姓患者创造价值，即做专科大手术、诊疗内科急重症，解决没有特色、诊疗水平不足的问题。我开始一边组织全员赋能培训，一边引进推广国际管理理念和工具。2003年引入ERAS（加速康复外科）理念，2004年引入DRG（疾病诊断相关分组），2009年全面推广JCI（医疗服务国际认证标准）。通过一系列调整，综合门诊量下降了三分之一以上，药占比从25%降到10%，平均住院天数由9.5天下降到5.4天。

2012年，医院经历了16年的运营，我对民营医院的管理与发展有了自己的初步认知和相应见解，并把这些感悟撰成文稿，由复旦大学出版社编辑出版，即《民营医院管理实践》。这本书从初创、团队、机制、理念等四个方面进行阐述。

初创，从初心出发，充分认识自己、评价自己，从市场需求说，当下缺少的就是真正的百姓患者医院。从个人角度看，创业是九死一生的不归路，要有为理想而拼搏到底的勇气和决心。

团队，在用人上有三个方面的深切体会。在最艰苦的时候选人的首要条件是自己了解的，能够跟自己志同道合、精诚团结、携手合作、努力奋进的人，而非亲朋好友。对骨干队伍要用真心去留人，要用目标去激励人，要用高标准去培养人。

体制，按社会需求，办有技术、优服务的百姓患者医院。坚守医规是办好百姓医院的保障。妥善处理好医院、医生、患者关系。准确把控民营医院的盈利问题。及时发现和处理医院危机征兆。积极探索医疗纠纷的问题。搞好患者满意度建设。

理念，套用传统的医院管理模式和办院思路去办民营医院，肯定是行不通的。如何建立与发展民营医院，这需要不断地思变，并在探索中才能逐渐清晰办院的思路。现代民营医院建设必须有科学理论指导，并通过理论与实践的结合和相互作用，才能不断有所提升，才能适应新的不断变化的发展环境，使医院有跨越式的发展，这是我多年从事医院管理的一个深切体会。

该书从立意到内容都突出一个“实”字，即工作总结。出版发行后受到了业内同行的好评，得到了社会的认可，也更加坚定了自己的初心与信念。

二

进入新时代，民营医院的新作为如何才能得到充分发挥，能不能同公立医院一样建成区域性专科品牌医院，成为我思考研究的新课题，并为之不断地探索与实践。

民营医院想要建成区域性专科品牌医院，首先需要解决好方向性、基础性、前瞻性的问题。我在不断的思考与实践中，从通读《毛泽东选集》中找到了破题的“金钥匙”——古为今用、洋为中用。

投资办医院是为社会服务，还是为了赚取更多的利润？这是我们每个投资人投资前必须考虑的重要问题。面对这个问题，投资人有三个答案可选择：(1) 取利；(2) 图名和取利；(3) 图名。选择取利者，也就选择了短命医院；选择图名和取利者，医院永远扮演着“补丁”的角色；选择图名者，医院专而美，走得远。办怎样的医院，这是方向性的问题。你如果用资本赚钱的商业思维来办医院，我认为肯定不会成功的。在以公立医院为主导的社会医疗环境下，市场这根万能的平衡杠杆往往是“失效”的。只有把你的资本用来好好地“为人民服务”，医院才能行稳致远。想把医院当成赚钱工具，不要说在中国会走不通，就是在美国也行不通。因为美国的非营利医院在医疗服务市场也占主导地位。

我前面提到的一个基础性问题，就是医院由谁来办。调查清楚行业情况才能解决问题，市场条件下的正规民营医院不能“唯本本”。中国的医疗事业要按照党的初心使命来办，要由懂医院、知患者的行家里手来当“掌门人”。在科学技术指导下，敢于不断开拓创新，不被传统思想束缚。医院是凭技术和服务吸引病人的，而不是简单靠牌子，况且牌子也是靠人一步步创出来的。一个医院的发展就像一个人的成长一样，必须坚持“人间正道是沧桑”这样一个正确的人生观、价值观，并为之一代一代奋斗下去，才能实现夙愿。

不断创新、活力迸发是医院行稳致远的不竭动力。医院通过体制机制创新，提升战略定位，实现目标任务。国龙医院的管理体制是党委统一领导下的各个委员会负责制，运作机制是临床医生围着病人需求转，护理、医技、行政、后勤围着临床医生转。建立实施关照式培训、认同国龙文化、分配合理的“活力医院”，让全体员工增强主体意识，发挥主人翁精神，自己决定自己的命运，用心努力建设“136”工程。即坚持党组织的全面领导不动摇(一个不动摇)；构建初心使命不能变的信仰共同体，公平正义规矩不能丢的信念共同体，以国内领先、国际接轨为核心竞争力的行为共同体（三个共同体）；树牢立院之本的患者至上意识，形成科学与民主的员工当家机制，营造友谊与关照的团队精神，解决技术不如人的技能培训，打造根治思想、道德顽疾的国龙文化，高举回归人类医疗文化本源的公益慈善大旗（六项措施）。探索适合中国国情的白求恩式科学家型医生队伍建设和符合白求恩精神的医院体制机制建设，推进“两个满意度”向“两个体验度”的快速提升转化，让患者就诊从满意度的影响中走进体验度的感受中。

从出版《民营医院管理实践》至今，我的思想一直陪国龙在不断成长升华，并积累了一些浅识拙见，所以又有了集文成书的想法。这本书我想从前期准备、团队建设、机制创新、管理感悟四个方面对民营医院带有共性的结构问题进行探讨。

前期准备：用唯物辩证的历史观解读医疗和医院，从认识上树立与之相匹配的理论观。办医院不同于办企业，要有为党和国家分忧解难的“高度”，救死扶伤彰显公益性的“深度”，服务全社会的“宽度”，为患者提供优质服务的“温度”。

团队建设：一个受人尊重的好医院，不会把员工当成赚钱工具，而是让他们有尊严地坦坦荡荡干工作，挺起腰杆堂堂正正挣工资，在这个平台上能够获得更多的自豪感、安全感和幸福感。用人的具体做法是，不拘一格选人才、真诚唤醒主人翁、平等待人受尊重、高标多元培养人、美好远景激励人。

机制创新：党委领导下的权力结构（职代会、股东大会、医生集团）、经营班子（董事会、院务会）、监督机构（纪检委、监事会、PLC）、群团组织（团委、妇联）相互作用协同发展，是国龙医疗与众不同的选择。党的领导是坚强有力的，在把方向、管大局、保落实上，具有“一锤定音”的权威。机制始终围绕患者至上和适合中国国情的白求恩式科学家型团队建设及符合白求恩精神的医院建设而探索制定。

管理感悟：国龙医疗的终极目标是让民众更健康，而不是诱导大家都来医院看病。我们不单纯追求规模上的扩展，而是要使自己变得更优秀，更受人尊重。

事业不以成功论英雄，只有不断地创新发展才有出路。学识永远在路上，只有不断地进取才能做得更好。

2022 年 10 月

目 录

第一章　前期准备

当一个人做了充分的准备后，做事不仅有底气与自信，在面对困难和挑战时，也能迎刃而解。因为，成功是留给有准备的人的。

第一节　用唯物辩证的历史观寻找适合自己的路

我们常抱怨说，中国在世界上总是被误读、误解，根源在于“有理说不出，有理道不明”。医疗发展也是如此，成功的医疗发展实践，必须有与之相匹配的一套理论来阐释和指导。不然，在前进的道路上，就会被带偏方向。

我国医疗目前面临的最大挑战是，工作方式改来改去患者却越来越不满意了，出国就医的人越来越多了。如何实现让中国也有“梅奥”，百姓患者不出国门就能享受到像国际先进医院那样的技术和服务，这就需要新体制下新开设的医院在本性与使命之间找到平衡。

在找到这个平衡点之前，必须对医疗和医院的本性特质有所了解认识，特别是对中国的医疗和医院发展历程有所了解。

人类为了生存，在与疾病的长期斗争演化中创立了医疗。中国医疗的生命力是由每个个体及其单位（医院）的历史构成的，这千千万万个历史画面组成了完整而富有变化的行业。它既纯正又杂乱无章，既深奥奇妙又简单透明，既有大医精诚又有唯利是图。本人在长期的医疗实践中特别能体会到医务人员对这个行业的依恋和热爱，多少医者在享受着他们解救患者病痛后的愉悦与自豪，大家永远不会感到厌倦——这就是行业的灵魂，是中华民族在长期与疾病斗争中留下的一份宝贵的遗产，是在传承基础上对未来的期盼。中国医疗既是广大医者个人的事业，也是代表民族追求的共同事业。

在新中国成立前的一个世纪中，我们的先辈们长期饱受封建统治、社会动荡和帝国主义侵略战争的蹂躏。1949 年 10 月 1 日，中华人民共和国和中央人民政府是在经济萧条、社会危机重重的状况下成立的，共产党人毫不犹豫地接过了民众传染病、寄生虫疾病、营养不良性疾病肆虐下的民族生存发展的重任。当时我国人均期望寿命不到 35 岁，医疗卫生从业人员总数少得可怜，根本无力解决人民群众大量的健康问题。就全国而言，从事医疗服务的主体是各自为政的传统中医和草药医生，许多人都缺乏必要的培训和锻炼，无法科学应对当时的流行疾病和疫情，全国性的预防计划及其体系是不存在的。

新中国成立伊始急需解决的是几乎没有全民卫生设施、没有公共卫生机构，人民缺乏卫生知识、没有医院看病等问题。面对这些状况，首要任务是必须发展医疗卫生体系，以有效解决人民健康问题。而当时世界上其他面临同样问题的国家，常用的解决途径是采取西方模式或修正的西方模式。这种模式严重依赖通过投入巨大财力培养高技术专科医生；强调非常高的医疗技术水准，关注个人医疗服务，而不是建设公共卫生计划。这种模式对已经完成工业化的国家也许合适，但对于一穷二白的新中国来说是不合适的，后来实践也证明了这一点。因为有限的国家资源无法在短期内培训出足够数量的高技能西医医疗人员，以完成当时大量而紧迫的医疗任务。当这些医疗人员从学校毕业，大部分都会待在城市里，而广大农村群众仍然得不到充分的医疗服务。何况昂贵的医疗服务费用，基本上也只有城市居民才能负担得起。用极少数高技能的医疗人员提供个人医疗及个人卫生服务的方式，无法有效解决农村传染性疾病蔓延和营养不良性疾病泛滥的问题。

新中国在很短的时间里，构建起了异于西方医疗模式的公共卫生体系。在短时间里培训基础技能医护工作者，发展劳力密集而不是资本密集的医疗技术，强调预防和初级保健，集中精力实施公共卫生计划，而不是单纯关注个体健康。据此，1952 年国家确定了医疗卫生事业指导方针：医疗卫生体系为工农兵服务，预防为主，中西医相结合，卫生工作与群众运动相结合。

新中国把工人、农民、士兵作为最重要的服务对象，始终强调预防为主，而不是治疗为主。新中国成立后的头三十年里，与世界其他国家相比，我国把更多的人力、物力投入预防而不是医疗部门。为了改善环境卫生状况，抗美援朝时期，发起了爱国卫生运动，消灭了“四害”和性病，控制了疟疾、血吸虫病等主要地方性疾病传染源，全民计划免疫使人们免受天花、白喉、肺结核等疾病侵害。在省、市、县建立了地方病防治中心和防疫站，公社建立了卫生院，大队（村）配备了社员自己的医生（赤脚医生）。县级医疗单位、公社（乡）卫生院、大队（村）卫生站的医务人员相互紧密配合，积极动员群众、发动群众，成功实施了公共卫生计划，落实了爱国卫生运动。

20 世纪 50 年代中期在全国开始试行农村合作医疗制度，公社（乡）普遍建立了合作医疗体系，资金来源由公社福利基金和社员自筹两部分组成。合作医疗体系成为农村公社为农民提供疾病预防和治疗资金的筹措和支付系统，解决了占全国总人口 85%的农民世世代代预防疾病和看病必须自己掏钱付费的问题，使他们有病能得到早期诊断治疗，受到了广大人民群众的广泛欢迎和支持。到 1976 年，93%的人民公社建立了合作医疗制度。

到了 20 世纪 60 年代初，城市尤其是大城市建立了基本医疗保障制度，但农村缺医少药的状况仍然比较突出。1965 年，城市平均每千人的医院床位数是农村的 7.7 倍，专业卫生技术人员数是农村的 3.7 倍，而农村人口是城市人口的 4.6 倍，医疗经费农村只占 25%，城市则占 75%。当时出现的脱离群众的官僚主义倾向日益引起毛泽东同志的忧虑，在他的眼里医疗卫生工作不只是一般的民生工作，而是关系到党的宗旨和执政方向的重大问题。1965 年 6 月 26 日，毛泽东指示，涉及医学教育、医疗政策、医患关系等几个问题，集中在“把医疗卫生工作的重点放到农村去”。他指出了两个问题：第一个问题是用什么方法维护健康，也就是说医疗卫生技术也有路线问题。毛泽东是这样论述这个问题的：“脱离群众。把大量的人力、物力放在研究高、深、难的疾病上，所谓尖端。对于一些常见病、多发病、普遍存在的病，怎样预防？怎样改进治疗？不管或放的力量很小。尖端问题不是不要，只是应该放少量的人力、物力，大量的人力、物力应该放在群众最需要解决的问题上去。”第二个问题，有限的医疗资源应该如何分配。前一个问题弄清楚之后，再讲这个问题就很清楚了。一个好的医疗制度应该满足这样的条件，那就是，只要社会上的基本需求没有满足，就应该减少提供享受型的高端服务。基于以上认识，自 20 世纪 60 年代中期开始，为落实“六二六”指示，全国各大城市的医院向农村及偏远地区派去了大批医务工作者。这些医务工作者来到了县和中心集镇医院，他们救死扶伤的职业素养、高超的医疗技术不但给广大老百姓带来了心理上的欣喜和满足，也对提高当地群众的健康水平发挥了巨大的作用。通过增强基础医疗，普及医疗卫生知识，让广大基层群众深切感受到党的阳光普照的温暖，时至今日当地普通百姓还在传颂着他们的感人事迹，并将他们亲切地称为“六二六”医生。“六二六”医生为什么会受老百姓的欢迎？就是因为他们是来自大城市医院的医生，经过精心而严格的思想与业务培训，有较高的医术和职业素养，救死扶伤的人道主义理念坚定。同时他们到农村工作，带着党和国家的使命，视病人为亲人，富有奉献精神。

到20世纪70年代中期，农村缺医少药的局面得到了根本性的扭转，农村医院床位比重已提高到60%。毛泽东同志晚年回忆道，最初红军医院设在茅坪，后来搬到小井，一直坚持免费为老百姓看病。那时候，药比较少，一点儿阿司匹林都是宝贝。有药，只要老百姓需要，首先为他们治病，其次才是战士、党员，最后是党的干部。战士们死不同意，要把药留给干部，相互谦让，那种场面让人流泪。

到1978年我国人均寿命为68岁！在当年召开的著名的阿拉木图(Alma Ata)会议上，世界卫生组织将中国的医疗卫生体制推崇为世界基层卫生推动计划的模范。此外，中国独特的医疗卫生体系创建，深刻地影响了其他国家的医疗改革，启发那些改革者探索发展适合自己的医疗卫生制度，而不是盲目照搬其他国家的制度。世界银行一份报告将中国医疗卫生的成功实践称为"中国第一次卫生保健革命"。中国创造了一个奇迹，因为没有哪个国家花那么少的钱就解决了那么多的老百姓的基本医疗问题。

但是，从20世纪70年代末开始，随着农村集体经济成分大量减少，乡村医疗机构功能弱化，合作医疗无奈中断，大批国有企业的改制使职工劳保制度一度弱化，新中国几十年建立起来的三级医疗卫生网破了。县级以上医院刮起了一股企业化管理的改革之风，不顾行业特点的蛮干，让患者仿佛又回到了无人顾及的冰冷处境。改革后的卫生保健系统已经在不同地域和阶层间制造了巨大的差异，引发了诸多矛盾。与国际接轨建设大医院本是好事，但在理念、体制、方法上没有相应地进行配套调整，出现了城市医院扩张、抢占基层市场、虹吸人才等弊端，造成百姓患者极为不满。

新中国在很短时间内建立起了自己独特的医疗卫生系统，一个重要因素是毛泽东同志对医疗卫生行业的哲学分析、独立自主政策和把白求恩医生树立为榜样所产生的强烈社会主义民族自信，使中国人认为可以通过自己的努力铸造一个独特的未来。然而，改革开放之后，在某些发展时期，由于某些方面盲目模仿西方，一定程度上也削弱了民族自信心。在卫生保健系统，严格的独立自主科技政策受到很大冲击，特别是中国在2001年加入世贸组织后，卫生保健系统受到西方医疗模式的影响和冲击相当明显，如开始通过投入巨大财力培养高技术的专科医生；片面强调医疗技术水平；突出治疗为主的导向性；过度关注个人医疗服务；无节制地建设大医院；盲目地把市场的竞争价值观引入卫生保健系统。然而，健康是一个社会问题，在健康的决定因素中，医疗服务只是一部分，而一味强调利用医疗专业性的技术来促进健康，就必然带来医疗成本的不断上升。

对我们国家来讲，作为社会公共产品的医疗，最重要的问题就是如何分配好有限的资源。如果像白求恩说的那样，医生只重视去给富人治病，富人能治好，但是穷人就会死掉。如果是面对面的比较，我想大家基本都会同意，这个医生应该给多数人服务，毕竟这是基本需求。但是，在现实中，毕竟很少有机会面对面地做出这种选择，而实际上，我们的许多听起来很好的制度安排正在进行此类选择。比如，如果医疗服务的市场完全由购买力决定资源分配，那么必然会存在这样一个情况，那就是本来可以给穷人救命的医生去给富人看了富贵病。

当前我国卫生事业实实在在地出现了广大人民群众日益增长的对高水平医疗服务需求与不充分、不平衡的医疗服务发展的新矛盾。随着经济的发展和人民生活水平的提高，群众对改善医药卫生服务将会有更高的要求。工业化、城镇化、人口老龄化和生态环境变化等，都给医药卫生工作带来一系列新的严峻挑战。深化医药卫生体制改革，是加快卫生事业发展的战略选择，是实现人民共享改革发展成果的重要途径，是广大人民群众的迫切愿望。

第二节　对民营医院本性特质的初探

1994 年国务院颁布了《医疗机构管理条例》，允许民营资本合法创办医院，这给当时单一的医疗供给注入了新鲜血液。民营医院发展势头强劲，2015 年数量已经超过了公立医院，达到 14 518 家。2019 年年末全国民营医院数达到 21 200 家，远远超过公立医院(11 900 家)。但民营医院数量的快速增多，并不意味着民营医院发展前景乐观。作为一个辞去公职创建和经营民营医院 26 年的实践者，我至今仍感到民营医疗机构队伍“势单力薄”，特别是有实力的综合医院和专科医院屈指可数，与国际接轨的专科医院更是寥寥无几。民营医院盲目的扩张，隐藏着许多不确定因素，故而非常有必要跟即将投资办医者和已经投资办医者共同讨论一下我国社会主义制度下民营医院的本性特质与发展特点。

根据多年的实践与思考，我将就为什么办医院、由谁来办医院、办医院到底是怎么回事等一系列问题进行探讨。

首先，要真正明白自己为什么办医院。简单地讲，就是投资办医院的目的是什么。

投资办医院是为社会服务，还是为了赚取更多的利润？这是每个投资人投资前必须考虑的问题。面对这个问题，投资人有三个答案可选择，即取利、取利图名、图名。我想大多数人都会选择取利，其次是取利图名，只有很少一部分人会选择图名。有一个投资人告诉我，他办医院的原因是看好市场。目前中国医疗市场在 GDP 中的占比不足 6%，要是涨到 9%那市场可不得了。再说人年轻时赚钱为了养老，到老了就得把钱交到医院。自己公司现在有经济实力，收购一批医院，赚钱那还不是迟早的事？说实话，本人创办并经营医院26年，从来没有这样想过问题。你如果用赚钱的商业思维来办医院，我认为很难顺利发展。深层次的原因很多，后面我会一一阐述，在这里只把我国的办医原则（公立医院为主导）与医院的本性（公益性）讨论一下。简单地说，市场这根万能的平衡杠杆，在医疗这个特殊行业里往往是“失效”的。

所以讲，投资办医院说得高雅一点，就是为了实现自身社会价值；说得俗气一点，也就是图个名吧。

其次，要清楚由谁来办医院。医院是技术性很强的社会服务单位（企业），选人用人至关重要。

1. 创业者最好是对行业特点有研究者。据了解，美国目前最好的医院都是由医生来管理的。我国民营医院数量庞大，但有实力的综合医院和专科医院屈指可数，这与“掌门人”大都不是行医者有很大的关系。医院的创业者跟其他企业家一样，是社会真正的稀有人才。他们不是在学校学习成的，更不是政府培养出的，而是在民营医院这个市场平台上历练成长起来的。他们对所创办的医院的生存与发展有很大影响，甚至可以说是“存亡系于一身”。所以说，有钱人想要投资办医院，决策拍板前一定要斟酌再三，克服有钱就任性的“蛮劲”。中国这些年来为什么缺少品牌，为什么任正非、张瑞敏、董明珠式的人才太少，就是直奔挣钱的企业太多，不能不说这与政府经营、硬专家管理也有关系。要想成为一名成功的医院创业者，一定要有宏大的志向和强烈的社会责任感。切记，不能直奔着钱去！

2. 靠源创新和流创新办医院。医院是社会服务单位，一定不能有英雄或骨干圈子文化，老板、管理者、技术人员和其他员工都是平等的，只是任务和分工不同而已。一定要坚持“人民是历史的创造者，是真正的英雄”的发展理念，不断增强员工的主人翁意识，紧紧依靠源创新和流创新办医院。

有的投资人天真地说，只要有大专家就能办好医院。这一点是很危险的，医院创办早期专家没处用，就像汽车装了个飞机发动机；晚期专家不够用，解决不了医院的整体的诊治服务问题。另外，内行和外行领导的角色和工作也不一样。民营医院像其他企业一样是有生命周期的，有生命周期就会有生老病死。怎样才能及时发现危险，并能做到客观分析、恰当处理，这是医院经营管理中很重要的问题。这个道理一说人人都懂，但关键是哪些征兆才是危机的表现呢？我在这里列举几个简单的事例。

一是专家门诊病人多，普通门诊病人少。出现这种现象，只能说明患者只相信某个专家而不相信医院。主要原因是年轻医生培训不够，能力和水平尚未达到门诊医生的要求。有的医生虽然有能力和水平，但上门诊时只是在按照手术适应证选病人，而不重视为门诊病人创造价值。如国龙医院骨科 9 个亚学科、妇产科 5 个亚学科的门诊病人，他们的病症绝大多数只需要门诊的专科治疗就能完全解决问题，而需要住院手术者比例较低。如果普通门诊的医生不去重视病人的门诊专科诊断与治疗，就会出现专家门诊病人多、普通门诊病人少的现象。我院各科年轻专科医生独立上门诊的现象让好多同行不理解，甚至有些卫生系统的管理人员都觉得奇怪，殊不知这是我们二十几年来对应届本科生、硕士生甚至博士生进行严格培训、选拔、淘汰的结果。

二是内部派系林立，小道消息多。如果单位内部派系林立，圈子众多，各个“小团体”只想着为自己争取利益，就会造成行动无法统一，人才无法成长。我们从建院初期就开始努力营造企业文化，从源头上预防了内部派系的产生。

三是不揭开财务的“神秘”面纱，降低员工信任度。财务神秘往往会导致对决策者的监督缺失，从而造成企业财务漏洞，增加管理风险。同时，也会挫伤员工的主动性，降低信任度。我院的财务始终是公开的，员工们都知道医院当月的收入，因为员工工资、福利每月都是按照总收入的一定比例提取的。

四是高管忙着开会研究“大事”，患者和医院的“小事”无人管。医院管理的最终目的是高效率协调配置各种资源为患者提供最满意的服务，而影响患者满意度的因素往往存在于各个工作之间的细小环节中，如果不把这些细小的事情及时处理好，就会造成患者诸多的不满意。

五是服务不到位，医疗纠纷增多。所谓医疗纠纷，就是指医患双方对诊疗护理结果或者服务认定有分歧，实质反映了患者不满意。如果纠纷增多，就意味着患者不满意度的升高和医院声望的降低。

再次，办医院到底是怎么回事？说白了就是民营医院有哪些属性与特点？

1. 专科医院发展空间比较大。医院是公益性很强的社会服务单位，是政府联系服务群众的重要桥梁。公立医院是政府提供的公共产品，它与民营医院是两类不同的医疗机构。在公立医院占绝对主导地位的环境下，如果不能对二者进行区别，民营医院将被国有医院的管理模式和服务模式同化，进而消亡。只有冷静分析二者的区别，扬长避短，民营医疗机构才能把握机会、利用优势，在激烈的市场竞争中发展壮大。

公立医院作为政府办的医疗事业单位，它代表国家意志，经营目标是国家确定的，医疗资源是政府配置的，享有免税等一些优惠政策。正因为是政府办的，公立医院多方面受限比较突出。

首先，个性特点不明确，长期的目标难确立，更难实现。尤其是国家把医院划分为三级十等，在某种意义上限制了中小医院的发展，尤其是限制了专科医院的发展。其次，受国家政策调控影响大，缺乏用人权和自主分配权。从经营管理模式上看，公立医院的院长是政府任命的，经营目标是完成党和政府交给的各项任务。院长向上级领导负责，经营结果主要由政府来进行评价，病人的感受和满意度并不是最重要的。再次，从经营理念上来看，公立医院提供的是准公共产品，体现的主要是公平性。公立医院强调的是为人民服务（公益性），而个性化服务水平较差，在为病人提供服务过程中职工扮演的角色不明确，强调职工人人都为病人服务，没有突出医生的核心和主导地位。最后，在实际工作中，公立医院的职工都是“公家人”，服务意识和服务能力有待提升。患者到公立医院去看病，往往会遇到服务质量差、被迫接受甚至“吃拿卡要”等现象。

相对而言，民营医院的宗旨目标、经营理念都比较明确。他们突出的是为每个病人服务，把患者满意度作为医院评价和考核的根本标准，把占有一定的市场份额作为生存的标志。经营者任务明确，员工职责明确，每个人都各司其职。医院自己有用人权和分配权，内部关系容易理顺。医生围着病人需求转，是病人的直接责任人；以护士为代表的其他人员围着医生转，为医生提供服务资源。当然，民营医院相对来说责任和经营压力更大，病人数量下降，医院收入就会随之下降，严重的甚至会影响医院的生死存亡，天天都在背水一战。

本人有这样的体会，公立医院像体操队一样，按照专家设计的动作，教练带领大家艰难地做，只要不出现失误就能得分，甚至在独家办医的形势下业务量上涨都可以记分。而民营医院像足球队一样，尽管专家设计了要领，教练认真地带领大家苦练，但在需要技术和体能的同时，还需要独特的足球文化，否则就是整场累死也得不上分。

2. 营利性民营医院和一般企业是有区别的。中国医疗是公有制为主的社会服务，市场驱动下的竞争根本显现不出来。在这样的体制下，政府官员看重的是医院的高效率运行，要求医院尽最大努力解决好老百姓当下的看病问题，不太注重医院由有价值转向有品质的发展，甚至把民营医院当成公立医院的"补丁"，视为一般商业企业。

说实话，民营医院和一般企业在治理结构、社会责任、经营风险上都是一样的。民营医院自成立那天起，就要依法经营、照章纳税、自负盈亏。但是，民营医院和一般企业在追求的目标和经营的对象上有着质的不同。

一般商业企业生产或者经营的是物，制造的产品是无生命的、无思想的；其服务的对象没有男女老少之分，不存在伦理和情感问题；企业追求的是利润最大化，它的质量只要按程序操作就容易控制并且不会变化，产品成败只是利润问题，没有生命问题。张瑞敏可以在厂门口成批砸毁不合格的冰箱，但医院院长决不能在医院门口把一位治疗有缺陷的病人处理了。医院的工作对象是人体，人是有思想和情感，有社会道德和伦理的。医院接待的病人，轻病人门诊看，重病人住院看，急诊病人要及时抢救，拍片化验、用药治疗得靠全院各科室共同协作才能完成。每一位患者都是一个独立的个体，给他们看病就得用不同的思想情感和不同的治疗方法，想像制造冰箱那样搞工作肯定不行。

医院如何提高复杂多变的环节的质量？20 年前有人曾提出

像宾馆和肯德基那样服务。后来我观察，宾馆服务员的工作和我们护士的晨间护理相比要简单多了。宾馆服务员是对着空床工作，而护士晨间护理要对着各式各样的病人整理床铺，面对有些危重病人护士稍有不慎就可致病人面临生命危险。有一次我在北京候机，到一家肯德基店吃饭，发现他们更简单，只要按一定比例下料、控制时间和温度就行了，主要是服务的标准化要求和文化特征明显，所以他们在全球复制较快。

民营医院与一般企业除了在经营理念、管理特点上有区别，在外部环境上也是有差别的。我国已建立起社会主义市场经济体制，一般企业之间的竞争是在市场经济体制下的平等竞争；而目前医疗行业主要还是国家在办，医改主要着力于加强管理和加大投资，医疗管理体制并没有大的变化，民营医院面对的是政府部门及财政支持的竞争者，不公平十分明显。

3. 民营医院要想从国人心目中的固有形象脱颖而出，自身能否有三个转变至关重要。一是从目前政府给公立医院经济补偿、事务主管经营转变为社会主义市场经济条件下的独立生存、创新发展上来。二是从做大做强的规模型转变为适合自己能力、能满足患者需求的专科型。这是树立品类的关键点，也是企业矢志不渝追求的制高点。三是从创收优先的商业企业转变为患者体验好的服务功能型。

当然，民营医院跟一般企业也是有共性的，如能长期保持高质量发展，利润也就会随之而来。只是企业追求利润，讲究产品质量；而医院是治病救人，讲究医德医术、服务至上。

第三节　不断完善经营策略

创办民营医院从大环境看，国务院颁布政策明确“国家扶持医疗机构的发展，鼓励多种形式兴办医疗机构”，使民营医院的生存与发展有了政策和法律上的依据。从市场需求讲，当下缺少的是真正的为百姓患者服务的医院。一些大医院虽然是医疗行业的绝对主体，但由于政策导向和医院自身生存发展的需要，逐步走上了一条建设靠国家、发展靠自己的趋利之路，既向政府要钱，又向患者收钱，“一根甘蔗两头甜”，干大事劲头十足，做小事静不下心来。然而，恰恰就是这些不起眼的小事，给民营医院提供了很大的发展空间。

在机遇与挑战共存的环境里，怎样才能抢抓机遇，把基础性工作做得有远见，我认为至关重要的一个环节就是反复进行调查研究，不断完善顶层设计。顶层设计考虑的要点有四项：

一是创始人(经理)最好是医疗管理的操盘手。如果投资人委托他人管理，也应注意选那些能够听党话跟党走，追求民族复兴梦想，有过管理实践又肯担责任，有奉献精神的人。在创办国龙医院前，我是学临床医学的，有过从医和医疗管理的经历。20 世纪 80 年代中期在原卫生部举办的中美医院管理学习班系统地学习过医院管理理论，又在省卫生厅医政处工作多年，这些专业知识和工作经历都是办好医院的有利条件。我曾是市级卫生系统第三梯队干部，接受过党组织的系统培养，而且还在公立医院领导岗位上有过五年的实践锻炼。特别是上大学之前在生产队劳动过几年，吃过的苦、经受的锻炼、接受的再教育，都是干好任何事情的精神财富。这些经历使人坚信，患者需要负责任、有技术的医生，而这样的医生千千万，只是需要一个实现梦想的平台。建一所有技术、有特色、服务好、收费合理的百姓医院，是符合社会需求和从业者意愿的。经过反复考量自身条件、市场需求和社会环境，最后决定创办一所给百姓患者创造价值的医院。

二是确立创院宗旨和价值追求。说得直白点，这就是医院的“三观”。国龙医院初创时期就确立了“建设一所医院，树立一个典范，培育一批人才，造福一方民众”这样的价值追求。这绝不是有些人眼中的“癞蛤蟆想吃天鹅肉”的痴心，更不是野心勃勃想标榜什么，只是主动承担社会责任和社会义务。通过塑造一支白求恩式科学家型医生队伍，把医院打造成符合白求恩精神的特色专科医院。

本着这样的办院宗旨，我们向社会和患者作出了九项郑重承诺：

(1) 任何患者我们都会依其具体情况，用亲人般的心态提出治疗意见或建议，并坦诚负责自己工作中的不足。

(2) 确立正确的医疗消费关系，临床医生绝不搞创收提成，把全部精力放到服务患者上。

(3) 病人住院期间无论何种原因，任何员工有吃请、收礼品、收现金者，免收患者住院期间一切费用。欢迎社会各界进行监督，对举报我院收红包者，一旦确认奖励10万元人民币。多收费或科室(员工)私自收费将以1∶10退赔患者。

(4) 用崇高的理念指导医院经营管理，做事业不做生意。坚持企业价值最大化，决不追求利润最大化。坚持用国际权威专著和杂志上介绍的成熟可行的技术和方法提供诊疗服务，绝不用单方、验方,以及临床效果不确切、老旧的技术和方法治病。所用药品、内置物、材料全部为国内外名优特或大厂名牌产品。

(5) 来我院看病会全程受到关注。当患者在医院遇到任何不方便时,医院任何一位工作人员都能给予一定的帮助。让患者在感受到尊重的同时,医护人员必须对其病情有一个基本说明,并将诊疗计划和护理服务认真负责地给予实施。患者出院时,医护人员要细心指导康复锻炼、所要达到的目标及怎样预防复发等注意事项,要让患者有被尊重的感觉。

(6) 主诊医生必须完整倾听患者的陈述,确保做到仔细的专科查体和必要的全身检查。在直接诊断基础上参考辅助检查明确诊断,并讨论制定科学实用的治疗康复计划。在治疗过程中,必须教会患者如何配合治疗和进行康复。

(7) 延长接诊时间,减少等待时间。门诊医生平均接诊每位患者的时间不少于 15 分钟,住院手术病人首次接诊不少于 30 分钟。生化检查半天内出结果,其他检查半小时左右出结果。一般门诊患者当日就能看完。

(8) 不断提高患者满意度。根据医院发展情况,充分跟国内外专家团队合作。设立独特的临床检验师、药剂师、营养师、骨科康复师、医生助理等制度,全方位提高患者满意度。

(9) 充分尊重患者,所有人员查房、接诊病人都必须专心致志,不能接听医院急诊以外的电话。

三是制定科学合理的战略规划。习近平总书记指出:“战略问题是一个政党、一个国家的根本性问题。战略上判断得准确,战略上谋划得科学,战略上赢得主动,党和人民事业就大有希望。”

民营医院要制定规划必须考虑到短中长期规划相互融合与梯次递进的问题,既做到科学合理,又要考虑到一些不确定因素,确定后要一张蓝图绘到底，切忌经常调整。

民营医院往往在意别人的关注，容易引起关注的是对赚钱机会的敏感性和实操性，而对医院这个特殊行业的战略、组织、文化的重要性不以为然。只有盈利目标没有战略目标，走一步算一步，甚至跟着每年的红头文件走，将战略等同于机会，哪里热闹就往哪里挤。有时靠拍脑袋或经验制定战略，仅看眼前不看长远，不熟悉产业资本时代已经转变为产业理论时代了，更谈不上抽时间研究医院行业的特点了。

谈到患者创造医院，讲通俗一点就是追求社会的尊重，这方面说来容易实行难，要下得了功夫、耐得住寂寞、守得住孤独，往往是十年才能磨一剑。

国龙医院 26 年的发展历程可以概括为建设期、完善期、发展期和提升期。建设期用了 5 年时间，其中开业前 2 年，装修、采购与安装设备、招人、岗前培训；开业后 3 年，落实流程和业务培训，兑现承诺，体现对患者的忠诚度。完善期用了 5 年时间，建立独特的运行系统和人才团队，能应用国际先进的管理、技术和方法给患者提供优质服务，占有一定的市场份额，对人才有较强的吸引力。发展期用了 10 年时间，全面提高医、教、研能力，占有更大的市场份额，在学术界有一定的知名度，成为区域性文化特征明显、社会美誉度高、员工感受好、患者满意度高的首选专科特色医院之一。提升期是长久的话题，任何企业今天的问题都是昨天事情的后遗症，明天的问题是当下开始的，所以要“无中生有”地不断提升、变道加宽内涵。2015 年我们与美方合作制定了《新体制》的战略规划，进一步诠释和落实医生围着病人需求转，其他人员围着医生转的产业升级内涵。2019 年结合实际将 JCI 理念转换为《白求恩式医务人员岗位描述》和《白求恩式医务人员工作流程》。由此开创了宁沪融合、中美合作、体制创新、改进患者体验度的新局面。

国龙医院的雄心就是和患者共同参与变革，用50年左右时间建成国际级社会美誉度最好的医院集团之一，最终成为具有中国特色的民族品牌医院，即中国的“梅奥”。

四是制定规范管用的实施策略。有再好的规划愿景，都要靠规范管用的具体措施来落实。所以，制定的一系列规章制度和措施办法，必须围绕医院宗旨和战略规划这一原则进行。

在运营流程方面，应用国际先进的技术和方法给患者提供优质服务(如ERAS、SBAR、AIDET、JCI等)。把“院有特色、科有重点、人有专长”体现到病人的感受中。高度关注医疗安全，将其体现在流程中，要年年讲、月月讲、天天讲、时时讲、事事讲，严防医疗风险发生。

在财务运行方面，建立医院、科室、个人核算体系，增强员工主人翁意识，让他们有尊严地坦坦荡荡干工作，挺起腰杆堂堂正正挣工资，成家、养孩子、购房、买车，激发内生动力与自豪感，树立命运共同体意识。但不可以经济收入提奖金！

在人才培训方面，现代民营医院需要培训赋能。医院、专家、个人三方共同实现战略性的人才培养。要花大力气、高投入帮助员工在提升技能、实现梦想的同时，使医院得到发展。不管来自哪里，首先要有“空杯心态”，放弃原来的诸多东西，要使自己成为有使命担当的国龙人。

在目标考核方面，民营医院用科学的考核方法牵引工作。要紧扣“临床医生围着病人需求转，其他人员围着临床医生工作转”的运行机制。管理人员要明白目标、流程、方法、标准、医疗纠纷的处理，特别是会上形成的决议人人要模范执行。

在文化建设方面，树立医院文化就是医院之魂的理念。把“团结向上，积极进取”的医院精神，“客观上有治疗不到位的情况，主观上绝不因经济利益降低收住标准、随意诊断、过度检查、过度治疗”的医院道德，“学术年年提高，技术年年创新，服务年年改善”的医院创新等形成的医院文化发扬好、传承好。

经过二十几年的探索，我就患者价值创造型医院如何增长形成了一个公式，即在同理心和同情心的驱使下，（教育＋创新）×科技或技术使用的强度＝经济增长。

教育是严格地培养合格学生，培训是建立优秀团队。创新在公司制强调团结时常常被忽略，需要两种朝着目标共同努力的模式：一种是建立共识，但它容易扼杀创新；一种是真诚合作，让一群人参与变革，群策群力，不是简单地搞个牌照＋拍片＋化验＋卖药品即可。

第四节　做好创业的心理准备

社会办医院历经二十多年，一路走来实属不易。在医学科学发展的进程中，人们把注意力一直放在人体生理系统的诊断手段和治疗工具上，而用于诊疗医疗组织的手段少之又少。尤其在我国以公立医院为主导的社会背景下，政府出规划，上级领导拿主意，管理者办好具体事务。作为新生的民营医院，如何判断与解决不同阶段出现的问题，没有可借鉴和复制的经验，只有靠对行业精准的研判、科学的决策、不断的创新，才能确保医院持续健康发展。

要有追逐梦想的激情。医院(企业)最大的特点要有灵魂！文化就是企业的灵魂。要在一个团队中建立灵魂，除了自己的痴心热爱，还要选拔和培育一帮对未来激动不已、热血沸腾的人。团队的每一个人为实现共同的目标，都能提出无与伦比的战略构想。构想虽然开始都是些高谈阔论，没有什么实质性的行动，但对医院未来的成功至关重要。每一个人越是想把自己的主张成功地贩卖给他人，他自己的责任心就越强。“预言家”要知患者、懂医院，思路清晰，措施得当，才能实现预期目的，否则就会滑向创业空想的行列。

要有敢为人先的胆略。办医院要有做强企业的信心和决心，解放思想、改革创新、敢闯敢干、永不满足。个别办医者过分相信钱的力量或大众对赚钱的理解，听信没有实践经验、坐而论道的“砖家”的话，通过平衡各方面利益“研究”制定方案，往往造成巨大损失。办好民营医院没有其他可选择的路径，唯有坚定信念、俯下身子、真抓实干，确立医院的宗旨和特性，倡导上下同欲、平等待人，扎扎实实地解决员工的各种问题，真真切切地尊重患者，心贴心地服务患者，才能站得稳、行得正、跑得快。

要有锲而不舍的事业心。20 世纪 90 年代开始，民营医院有三种启动模式：一种是在资金充足的情况下，规划、选址、建设一气呵成，像著名的台湾长庚医院。另一种是寻找挂靠单位，“借壳”办医院，这种现象越来越少了。还有一种就是“白手起家、自力更生、逐步发展”，这种模式需要自己解决资金、人才、服务人群等诸多问题，困难重重。家族企业、夫妻店、合伙人、创始人单打独斗等各种形式应运而生。国龙创业之初首先选择合伙制，几个要好朋友口头协商一致，但实际操作时不肯行动，个个坐在办公室批准执行者的工作，甚至对出头办事的动机和结果表示怀疑，就这样不欢而散了。我只有选择个人单打独斗创业，这样决策流程是方便了，但几乎所有的事情都得自己一个人去办，一切责任都得一人担。不到一年的时间就骑报废了一条自行车外胎。经历了寻找项目启动资金难，也经历了同行的排挤、朋友的规劝、好心人的大力支持等曲折的过程，尝遍酸甜苦辣各种滋味，但自己的创业初心愈加坚定，期盼开业后一切都会好起来。

要有砥砺前行的韧劲。让人始料不及的是，医院开业后真正的苦难才算开始。第一是人才瓶颈问题。缺人，缺有技能的人，有了人如何用恰当，什么是民营医院需要的实用专家，提供服务的目标人群是谁，团队的响应能力如何提升，最核心的是团队何时才能用不可编码知识服务患者。第二是社会偏见与歧视。实行多年的公有医疗体制和民营先行者出现的各种问题，使人们形成了一种思维定式——公有的就是好的、是可信赖的，民营的就是差的、骗人的、不可信赖的。即使不少公立医院进行所谓的经济核算，给病人过度检查和治疗，患者也被动接受。即使有些公立医院很多条件并不具备，各种准入和开展的新项目也是一路绿灯。上海国龙医院放射科机房使用面积比设计面积少 1.8 平方米，验收起来就是不合格。公立医院负债经营是好事，因为政府负责还本付息，赚下的都是自己的。民营医院想负债经营，却因房产用于医疗用途而不能抵押；即便负债扩建，也往往有走下坡路的风险。运营中诸多棘手困难都要自己去扛。第三是不良竞争的挤压。在医疗行业中，有些公立医疗机构既未保持原来的公益性，为老百姓提供廉价的医疗服务，又未进入市场自负盈亏，为了自身利益，会采取一些手段，欺负挤压民营医院。

医疗行业在国家层面提倡、鼓励社会办医的大环境下，又遇到具体执行层面不协调甚至刁难的小环境，要用企业家精神建集体奋斗的平台，在困境中创生路，在艰难中谋发展。

当一个人做了充分的准备后，做事不仅有底气与自信，在面对困难和挑战时，也能迎刃而解。因为，成功是留给有准备的人的。

患者价值创造型医院的成长过程是有规律的，像培养对社会有贡献的孩子读书一样，科学的规律性很强，没有十几年不行，着急（催熟）是无用的，只有扛过去，直到市场比较稳定。

第二章 团队建设

一家能为患者创造价值的民营医院，肯定是被人尊重的好医院。好医院的“芯片”就是团队中每个成员都有良知和信仰。他们把自己当主人，并愉快地工作生活。他们之所以努力工作，是因为在这个平台上能够感受到更多的获得感、安全感、自豪感和幸福感。

第一节　对民营医院人力资源现状的认识

20 世纪 90 年代中期，在民营医院初创时，医疗人才基本都在国有体制内的医疗事业单位，一般人很难走出有着终身保障的“围城”，民营医院想要获得自己的医疗人才是一件很难办到的事情。

究其原因有四：一是在国有医疗单位工作有政治前途。就算在国龙医院做院长和董事长，但终究是体制外的。对一些崇尚官本位的青年人及家庭来讲，进入体制内，永远是他们不懈的向往和追求。所以，有些人在享受国龙医院工作环境的同时，还歆羡着这个局或那个长的位置。二是国有医疗单位的工作人员，享受着跟公务员相似的工资及保障待遇。在这样的体制下，国有医院不但对医疗人力资源有着强大的吸引力，而且流动性很小，这直接造成了民营医院招聘、用人的极大困难。受传统文化和计划经济体制的影响，人们认为读书是为了找工作，当公务员、在国有企事业单位“吃皇粮”才算是工作；而把在非公经济组织中的就业仅仅看作“打工”。求得一份体面的“工作”，就意味着一个人终身得到了“铁饭碗”的保障，衣食无忧。近年来行政编制越来越多，待遇越来越好，许多人拼了命往终身制的公务员岗位挤，这样不但造成人力、财力的巨大浪费，也导致了一线产业单位人才的缺乏。三是主流社会对民营医院的歧视和刁难，严重影响着团队建设。在公立医院占主导地位的环境下，人才竞争日益加剧，民营医院在短时间内想建一支有技术、高素养的队伍，可谓是难上加难。无奈之下，只好不断招纳从公立医院“出来”的人，由此树立的对立面越来越大，也越来越坚硬。四是民营医院传统的家族式经营，分散了团队建设的向心力。一些民营医院在创建初期，存在着机制方面的弊端，导致在后期的运行中，出现“各人一把号、各用各的人”的倾向，逐渐形成的“山头主义”“圈子文化”，涣散了团队建设的向心力。

面对困难和挑战，民营医院应在用人导向、规范管理、人才培养上做文章、求突破。

确立用人导向

刚开始大家是站在公立医院的角度看待民营医院的问题，甚至解决民营医院的问题，不顺心还对国家政策发发牢骚。后来才慢慢感知到，个人的那些不顺心，其实是缺乏企业家的担当精神和人力资源管理的基本知识。不会选人、用人、培养人，留住骨干人才更难。医院曾经来了位护理硕士，没有正式报到就被谈话谈走了，本科护士长期以来很难通过试用期转正，有些临床科室进不去本科生，硕士更难。由此看来，政策和传统思想的影响是外部的、间接的，内部问题是直接的、严重的甚至是致命的。

医院的可持续成长，从根本上讲要靠源创新进行组织建设和文化建设。人力资源管理的基本目的，是建立一支有职业道德、高素质、高境界和高度团结的医生和员工队伍，创造一种自我激励、自我约束和不断促进优秀人才脱颖而出的机制，为医院的快速成长和高效运作提供保障。在选人用人导向上，我们不承诺终身雇佣制，但这不等于不能终身在国龙工作。医疗人才是稀缺资源，实践经验很重要。

用事业留人、感情留人、薪资留人不能只是口头上说说。如果要让事业能留人，那么就需要把企业变为党的医疗卫生事业的组成部分，人们在国家发展的洪流中，感觉到民族复兴的力量，再获得社会尤其是同行认可，信心就会增强。如果是家族或投资机构的赚钱事业，员工缺少出彩的机会，甚至被边缘化后，就越来越感到没有信心，最后必将产生离心力。用什么样的感情留人，这是个复杂而古老且个性化的问题，需要从体制上、机制上去探索，不可单独处理或只重视几个骨干。至于用多少薪资才能留住人，这是个更复杂的问题，随着时代发展还会不断变化。如果一个没有进取心的人经常算计每个月赚的钱多少，他不可能在事业上下太多的功夫。反过来如果一个领导上台就承诺如何如何给大家多发钱，尽管员工当时会投票给他，但很快就会出现歪门邪道抬头、创新减少、科研乏力、教学边缘化等问题，直至文化丢失。这样久而久之团队撕裂和离心力自然就出现了。

国龙全体员工无论职位高低，在人格上都是平等的。人力资源管理的基本准则是公正、公平和公开。公正：共同的价值观是对员工作出公正评价的准则；对每个员工提出挑战性的目标与任务，是对员工的绩效改进作出公正评价的依据；员工在完成本职工作中表现出的能力和潜力，是比学历更重要的评价能力的公正标准。公平：鼓励每个员工在真诚合作与责任承诺基础上，展开竞争；每个员工依靠自身的努力与才干，争取医院提供的机会；依靠工作和自学提高自身的素质与能力；依靠创造性完成和改进本职工作满足自己的成就愿望；从根本上否定评价与价值分配上的短视、攀比与平均主义。公开：遵循公开原则是保障人力资源管理的公正和公平的必要条件；医院重要政策与制度的制定，均要充分征求意见与协商；抑侥幸，明褒贬，提高制度执行上的透明度；从根本上否定目无法纪、无政府、无组织、无纪律的个人自私行为；不允许员工在医院内成立同学会、同乡会、拜把子结兄弟、参加政府明令禁止的组织与活动。

建立规范管理

人力资源管理应把劳资关系转变成管理层与员工关系。

劳资双方讨论达成劳动合同后,员工首先要了解自己的义务和权利。义务:员工应维护党的领导和遵守国家法律法规,增强对公司目标与本职工作的主人翁意识与行为意识,要通过干好本职工作为实现医院目标作贡献;员工应努力扩大职务视野,深入领会医院目标对自己的要求,养成为社会作贡献的思维方式,提高协作水平与技能;员工应遵守职责间的制约关系,避免越俎代庖,实事求是地报告管理中的弊端与错误;员工允许在紧急情况下便宜行事,避免医疗风险。权利:每个员工都拥有咨询权、建议权、申诉权与保留意见权;员工在确保工作或业务顺利开展的前提下,有权利向上司咨询,上司有责任作出合理的解释与说明;员工对改善经营与管理工作有建议权;员工对认为不公正的处理,有权向直接上司的上司提出申诉,各级主管对下属员工的申诉,必须尽早予以明确答复;员工有权保留自己的意见,上司不得因下属保留自己的不同意见而对其产生歧视和进行刁难报复。

建立规范的管理,考评方式方法至关重要。建立健全一对一客观公正的评价体系是人力资源管理的一项长期而艰巨的系统工程。按专业的目标和要求,对每个员工和干部的工作绩效、工作态度和工作能力进行动态的考核与评价。工作绩效考评侧重在绩效的改进上,宜细不宜粗;工作态度和工作能力考评侧重在长期表现上,宜粗不宜细。主管与下属之间必须实现良好的沟通,管理者要用比学赶帮的劲头对待本职工作，用欣赏他人的心态搞好团队建设。

临床医生：临床医生要有自己的发展规划。要以能给病人排忧解难为荣，学会像白求恩那样带上感情和温度的处方及手术刀用“心”看病。要养成在工作中不断学习的习惯。要把执业情况作为自我评价的最佳标准。要有良好的沟通和协调能力。要使自己主动成为患者来院的第一责任人，克服病人到医院首先找“朋友”的现象。要让不吃请、不收红包、不拿回扣的好作风一代又一代地传承下去。医技：牢固树立围着临床医生转的理念。不断提高与本院临床科室紧密相关的技术水平，及时帮助医生有效地诊治病人。护理：注重工作态度、技能和实效。落实“三分治疗、七分护理”理念。在分配中弱化学历、职称、资历等因素，重视关于护理人员工作3—5年热情下降的研究和应对措施。要让病人产生护理项目多、做得又到位的差异化感受。管理：要努力学习广泛的业务知识，通过到每个科室轮转，全面掌握医院的运作模式和方法，知道自己该干啥、怎么干、如何干好。不断提高发现新问题、研究新问题、及时解决新问题的能力。要敢于负责任，能正确区分正常工作要求和得罪人的区别。

加强人才培养

医院是一个特殊的服务部门，为患者提供的医疗服务有很强的专业性，这些专业知识来源于人类社会长期积累的医学经验和科学理论。这些经验和理论的获得需要较长时间的学习与实践，只有教科书上的诊疗知识或见习式轮转规培看到的技能是远远不够的。医院也不同于诊所或门诊部之类的医疗机构，它向人们提供的是一个较大诊疗范围和较高水准的医疗服务。当下病人进了医院的大门后，医院就要给病人提供他们满意的医疗体验，对病人首诊负责，更需要一定数量富有实践经验的高素质医务人员才能做到。老师常提醒新毕业的医生，大家既然选择了学医，就得有心理准备，不可能像 IT 等行业那样 30 岁左右就能建功立业，甚至赚大钱。要想达到专科医生水平还有几十年艰辛的路要走，除了有高度的责任心、勤奋实践、终身学习的意志，还得有事业心和责任感兼备的上级医生传帮带，走到最后，也只有部分能够成为与国际接轨的合格专科医生。谁要是没有这个心理准备，趁年轻尽快转行。

1938 年晋察冀来了个国际共产主义医生白求恩，他给解放区带来了先进的医疗技术、作风、文化。面对新中国成立时的一穷二白，一批有民族担当的学者和老师从国外回来，在国家号令的感召下，视报效祖国为己任，用无私奉献的精神培养了一批批医学生。20 世纪 50 年代，国家又送一大批优秀青年出国进修，使我国的医疗卫生和其他事业一样高速发展。改革开放以来，在某个发展时期，由于过度强调自我、片面突出经济效益，行业淡化了救死扶伤的奉献精神，医学院老师的工作精力被误导到创收或申请科研经费上，应试教育出来的学生虽然各种证拿了不少，但对医生应具备的基本理论、基本知识、基本操作的缺乏却是令人难以想象的。加之住院医生规培没有责任主体而流于形式，如今医学生的创造力、引领力、把控力、担当力显然都不如从前了。为了解决他们没有临床入门的基本技能这一问题，国龙医院在学习和借鉴国内外一些医院的做法和经验的基础上，有针对性地制订了自己的培养计划。

一是成立职工培训学院，请老教授、老专家执教，从各种基础做起，加大入职前的医学常识培训。每年每人累计脱产 40 小时，强化各类技术人员的在职岗位学习和轮流培训，不断提高人员的工作技能。二是对“5＋3”一体化的所有医学生再订单式培训6年，结束时将其培养成有国龙特点的、能独立执业的医师。三是每年选派一定数量的优秀业务人员去国内外一些大型合作医院学习，力求开阔眼界，实现与国际接轨。四是每年请美国合作医院医疗护理管理专家来院指导，把先进的医疗护理技术创新性地转化成临床服务措施，让患者体验不一样的优质服务。

针对当下一些大医院技能培训“一锅烩”，唯试卷考分论英雄，会考试的都留下的传统方式，价值创造型民营医院要从满足患者需求的实际出发，不断创新培训的方法，让代教老师持续地通过知识和技术培训，使员工具备哲学指导下的技能，加之初心使命的强化，进而更好地服务患者。有些人看不懂为什么有些民营医院能把二三流学校的二流毕业生培养成患者喜欢的专家，这就是方法之一，也是国外选拔培养医生的策略之一。当然具备教练能力的老师帮助年轻医生选亚学科和淘汰不适合做医生者也是重要的方法。

第二节　树立全员的正确事业观

习近平总书记强调:“理念是行动的先导,一定的发展实践都是由一定的发展理念来引领的。发展理念是否对头,从根本上决定着发展成效乃至成败。”

医院是为满足人类的基本生存需求而设立的,除了对员工的专业基础知识和专业技能有较高要求,还得帮助员工树立正确的事业观和价值观,引导他们把职业生涯目标和医院的远期规划联系在一起,追求在为患者服务的工作中成就事业。鼓励每个员工根据自身的条件和专长,选择适合自己的工作岗位,做具体的事,把具体的事做好,在岗位上作出成绩来。医院要尽量满足每位员工的选择,并给予他们充分的肯定和激励。如果每位员工特别是医生都能把自己的工作当作事业去做,医院这个大事业就一定能够成功。

在我国,较长一段时间里,社会存在“官本位”思想,许多人把“学而优则仕”作为人生追求。其实人们的基本需求就是要工作、吃饭、穿衣、住房、看病、受教育、享受物质与精神生活。从个体角度讲,传统的三段式人生强调学习阶段、工作阶段、养老阶段。即当一个人出生后,婴幼儿期要有营养和母爱,学龄期要上学、要有必要的社会实践,走上社会后要工作,使自己的基本生活需求得到保障,到一定年龄后退休养老,这就是绝大部分人的终生历程。而现代社会即将进入“百岁人生”的阶段,人们将开启多段式人生,即没有明显的退休养老阶段,五十多岁甚至六十多岁还要不断充电,适应新工作的挑战。对一个医生来讲，工作时间更长，不要追求各种无用的头衔，不要看重发了多少实际上没有多大价值的论文，也不要追求退休时积攒了多少存款。要把全部多段式人生奉献给为病患服务与帮助上，摆脱追求金钱的烦恼，人生才显得有意义。

要让一个人树立正确的事业观，这不是一件容易的事，需要有国家的倡导、社会的熏陶、单位的引领和个人的自觉。

第一，医院党委、创始人、技术干部要时刻牢记毛泽东同志“两个务必”的教导。一所民营医院如果骨干层都贪图奢华，那么上行下效，员工也会效仿，如果大多数人尤其是技术干部都生出奢华之心就很难治理了。所以一个单位管理层的理念和风气很重要，要时时审视自己的发心，保持艰苦奋斗的本色，不忘初心，践行使命；要时时扫除思想上的灰尘，纠正不良心态和想法，树立正确的社会价值导向，制止贪图奢华的风气，养育平和的社会心态。

第二，加强行业道德规范。在中国医疗哲学史上，正当方法始终未曾得到很好的发展，或者说被过分地忽略了。因此，中国医学中的医院经营哲学缺少明晰的思考，为人民服务的医德医风教育，有时仅仅写在纸上，挂在墙上，落实在嘴上。特别是一些医院党员领导干部大讲“以钱为纲”的经营道理，认为其是“符合”人性的，把行业道德称为“过时的时髦”。这是对行业文化的严重扭曲，结果是“有儒墨之是非，以是其所非而非其所是”。

老子认为，道生万物，万物在生成过程中，都有道在其中。在万物之中的道就是德，德的含义是能力或品德，也可以解释为人伦关系中的品质。医学的本源是道德四端之一的恻隐之心，它只有人类才有。因此，医院就不能按一般企业的经营之道来管理，企业强调产品质量，追求经济效益，而医院强调服务质量，追求人文关怀。由此看来，医院的道是人文关怀，德是服务质量，并因此产生的医院品质。

墨子认为人类是在“痛苦”和“快乐”两个主人统治之下，道德就是谋求大多数人的快乐，而快乐总是相对的、很难到达极致。医疗行业员工应该是遏制他人痛苦的，而患者以祛除病痛、治愈身心伤病为快乐，二者只有都对医疗和医疗行业本性有所认识，双方思想才能统一。目标一致了，医患矛盾也就化解了！

作为以“救死扶伤”为宗旨的医院，绝不能以赚钱为目的，而应该追求中国哲学中无欲、无为、无心的境界，即非“有”、非“无”、非“非有”、非“非无”，以此赢得患者的信任！不管别人如何怀疑，国龙医院二十多年的体会是明确的，我们做到了！医院和全体同仁献身于为百姓患者治病，以做学问为上，起到了排除杂念的作用，尽管工作辛苦、收入不高，但大家有了工作的快乐。

国龙医院每年工作总结注重的是重病人比上一年增加了多少，为患者解除了多少实实在在的伤痛。不陶醉于年度收入增长了多少，尤其是开发了多少“有档次”的收费服务项目。这样的“胜利”，就像破坏生态环境一样，必然逐渐招来越来越多患者的心理不满和言行的“报复”。

医患是共生的，伤害患者必将伤害医院自己。这个道理要铭记于心、落实于行！

第三，共同治理医疗乱象。从大的层面来讲，医疗卫生工作不可“头痛医头、脚痛医脚”，要体现党和国家的意志，即救死扶伤，实行人道主义，把医疗卫生工作的重点放到服务惠及面上。现在的医院上级要政绩，药材企业抢市场要利润，医院要收入，员工要奖金，患者要效果，等等。医院如此大的社会组织似乎各有各的利益，但有时会忽略党的意志体现和医院的文化建设。治理行业不正之风刻不容缓，只要国家财政供需方理顺了医患关系，就可以

“无为而治”，官员不怕得罪行业的既得利益人，超脱地切实解决近年来出现的民营医院骗百姓患者、公立医院坑百姓患者的问题。靠文化的变革和维护促进行业发展，大医院需要“外儒内法”这个深层次的考虑来治理，民营医院每 5 年最多 8 年就要进行一次产业升级，否则将被社会淘汰。

治理的首要任务是恢复医德医风，培训出合格的老师和忠实的践行者，党员要带头，上级不能成为有能力的大型“采购公司”的经营者，盲目地把采购价格拉得越来越高或让中标物资越来越不实用。公立医院是保证基本需求的，不自掏腰包的诊疗是全国百姓的梦想，只要政策公平、方法对路现在即有可能实现。行业工作重心要向基层下沉，基层非常需要精品小型专科医院，百姓患者需要得到真诚、真实、尊严的医疗服务。

一个理想的医院，不要让大家为钱而努力，而要引导和鼓励员工探索并健全发展个人快乐和自我实现，形成工作外的满足感，明确工作在生命中的重要性。这需要主管先悟出来，然后引导骨干员工感悟，再影响大家，这是很难的一件事情。国龙医院通过 10 年努力才有了小气候，20 年才形成新气候，也就是往韩非子说的“圣人治国”方向走。记得有一次国龙医院与国内一家著名医院的高管一行在美国的梅奥诊所交流，在如此重要的场合那家医院领导甚至无法相信国龙医院不用奖金刺激员工也能正常开展工作。当着外国专家的面，他的发言使我们既自豪又很尴尬。

医院内部系统一直没有真正的改革。几乎每个行内人掰指头都能数出很多医院内外具体的困难和障碍甚至是发展道路上的“敌人”，但实际上最危险的是群体的惰性，它往往比那些十分明显的困难危害更大。国龙医院二十多年的发展也是在不断克服惰性中前行的。目前仍存在医院急诊得不到个性化急救、浪费随处可见、官僚作风难消、内部小道消息盛行等不良现象。面对这些，除了推卸自己的责任，选择睁一只眼闭一只眼的人也不少。大家对应付差事式的岗位培训和继续教育，新体制践行难，职务只任命不培训，工作像包产到户那样只布置不检查，公平正义只挂在嘴上，增加的人没有任务，等等，习以为常。这些都需要艰难地不断加以改进。

第四，尊崇维护行业道德。孟子说，人皆可以为尧舜；道生认为，人人皆可以成佛。不做良相，就做良医。圣人所做的，无非是每个人应该做的事。当理解了宇宙万事万物的本质，所做的事就有了新的意义，被赋予了一层新的、超越道德的价值。荀子说："礼起于何也？曰：人生而有欲，欲而不得，则不能无求；求而无度量分界，则不能不争；争则乱，乱则穷。先王恶其乱也，故制礼义以分之，以养人之欲，给人之求，使欲必不穷乎物，物必不屈于欲，两者相持而长，是礼之所起也。"人的生存离不开社会组织，若没有社会组织的合作和互相支持，人不可能改善自己的生活。他认为人需要在竞争中求生存，人生而有欲，有欲就有求，为满足欲望而无节制，必定引来竞争，有争就有乱，乱则一事无成，这就需要共同的行为准则——礼和义！凡是建立行为准则和社会规范的行业就是形成道德的地方，按礼而行的人就是有道德的人，反之不按礼而行的人就是没有道德的人。我们承认人有功利性，但是医生特别是党员医生要坚定不移地向人生的第二个境界——道德努力，这样我们医疗行业就会正本清源、固本培德！

针对医疗行业乱象的整治，根本问题不是建设多少大医院，更不是添多少新设备。"知常容，容乃公，公乃王，王乃天，天乃道，道乃久，没身不殆。"不解决道德问题，医疗行业将成为扭曲的高危行业。怎么办？放眼世界，我们和一些医疗发达国家比，医疗文化价值观还是有差距的，如存在行业浮躁、人员自私、服务粗糙、患者无奈等问题。每想到这里，我都会顿生一股强烈的紧迫感和使命感。别的我们管不了，国龙医院决不能输在行业道德这根生命线上。

圣心做人，匠心做事。这是全体国龙人奉行的事业观，我们将为之努力践行。在实践中增强对科学、真理、创造性的大力支持，不能简单地用商业功利和不切实际的“实用”对待医学科学，严防功利主义危害创新。

第三节　团队建设要从青年做起

20世纪70年代，艾·里斯（Al Ries）和杰克·特劳特（Jack Trout）提出了定位理论，其贡献就是在商业史上提出营销竞争的终极战场不是工厂，不是市场，而是心智！我们相信生活中高尚的美德与经济上的成功不但没有冲突而且可以兼得，事实上长期而言更有相辅相成的效果。

青年有梦想，企业有未来

组织实现自我超越的核心，就是员工自我超越带来组织的自我超越。国龙医院有建百年老医院的战略构想，2006年根据发展情况，确定先用50年（到2045年）左右时间实现国龙人心目中的民族品牌医院目标，即建设中国的“梅奥”。实行这个宏大的战略，需要永续的、稳定的、创新的发展。要实现2035年与国家同步进入现代化的目标，就要使银川国龙医院的医教研水平全面提升，上海国龙医院成为区域的骨科医院。每5—8年要有一次明显的产业升级。要在经营理念的升华、员工综合素质的提升、患者价值的延伸、技术水平的改进、管理体制的创新、运行机制的完善、激励机制的调整等方面稳步推进。

人才团队从请专家、寻骨干、找年轻人搭班子的生存期，向自力更生、小材大用，建立起新的立足国内、放眼国际的自有人才队伍过渡，最后将用产业理论指导实现医院的品质建设，建成民族品牌医院。

国龙是一所有梦想的民营医院，从求生存到有价值，再从有价值到有品质，规划发展跨度半个世纪。但难的是需要几代人用否定之否定的哲学思维，连续不断地努力奋进，才能实现目标。简单靠人才引进是远远不够的，此举措仅仅能增强医院的核心要素，而对人才的组织管理能力才是医院真正的核心竞争力。只有把培养群体继承人放在战略高度来考量，从一代一代年轻人做起，必须有这个决心、耐心和痴心，梦想才能够实现。

医院党委是创建民族品牌战略规划的构想者、制定者和推动者，坚信企业青年有梦想，医院才能有希望，青年强，医院才能有辉煌的未来。如何在凝聚自由、庇护精英的原则下，勾画出国龙医院新体制的主线，建设友好与关照的环境，实现科学与民主的发展前景，培育具有白求恩精神的青年人才，是医院党委的长久使命和不断研究的新课题。培育一代代符合党和国家要求、德位相配、技能高超、勇于担当的新一代国龙人，实现国龙医院的可持续发展，是医院党委工作的一项重要任务。青年员工的成长仅有自身的努力是不够的，更需要在党组织的旗帜下全方位地培养培育和科学评价，促进青年员工的培养和成长，不断提高国龙青年员工的综合素养和精神境界，为发展民族品牌医院奠定基石。

青年人的培养要从文化教育和培养抓起，推倒他们内心无知与狭隘的高墙，不要把谎言当成事实，把缺陷当作正常，才能纠正我们医疗文化的混乱现象。古典经济和社会管理理论研究者把人分为“经济人”和“社会人”。前者的一切行为都是为了最大限度满足自己的私利，工作只是为了获得经济报酬，比如那些读书只是为了能过上好日子的人。后者最重视的是工作中与周围人友好相处，激情在于奉献社会、服务他人，对物质利益的要求是相对次要的。毛泽东同志领导下的中国共产党给我们确立了一切为人民服务的根本要求，抗战时期树立了白求恩这个国际共产主义典范，新中国成立后又制定了卫生工作方针，明确医疗要公平地为人民服务。但在医改过程中，有人在没有搞明白中国国情（一切为了人民），更不知道医院特性（普世慈善）的情况下，竟然颠覆医院的特性搞核算提成发奖，别出心裁搞评价、求等级达标，使每个医院奖牌多得没地方挂。白求恩不学了，甚至还贬低其英雄形象，等等。这些医疗行业乱象造成行业人员尤其是青年思想混乱，有些年轻医生当初学医就是为了赚钱多，刚从医，“三观”就跑偏了轨道。

培养牢记党的初心使命、符合医院发展需求的接班人

在广大青年中旗帜鲜明地开展爱党爱国爱人民的宣传教育，让党旗高高飘扬在青年人的脑海中。引导广大青年增强使命意识和责任意识，自觉把人生追求融入国龙医疗事业中。

实践证明，员工个人的充分发展，对于企业追求卓越的目标极为重要。国龙人不遗余力地高投入搞中外合作、宁沪融合，建设民族品牌医院，就是要在充满争议的行业中脱颖而出，成为患者信赖、社会尊重的团队，积极培育和践行国龙价值观。引导青年员工树立简单、正直、无私、奉献的国龙价值观，使国龙价值观内化为青年员工的坚定信念，外化为青年员工的自觉行动。大力弘扬以同理心、同情心、责任心、创新、敬业与团结合作为精髓的企业文化，恢复并深入开展形式多样的青年群众性精神文明创建活动，正确看待个人、企业、社会、国家的关系，以积极、务实、理性的态度面对职业生涯中遇到的具体问题。大力弘扬中华优秀传统文化，增强社会公德、职业道德、家庭美德，争当“向上向善的好青年”，在建设

国龙文化中发挥积极作用。

让党和政府放心、创建与国际接轨的体制机制系统、打造有竞争力的白求恩式团队、让患者获得满意的体验、让员工有自豪感是国龙民族品牌医院的核心要义。

培养符合医院发展需求的接班人，党组织要发挥领导核心作用，积极探索和完善组织体系和运行机制，尊重青年员工的主体地位，把服务与成才紧密结合，让青年员工有更多获得感，促进青年员工在投身建设民族品牌医院的实践中放飞青春梦想、实现全面发展，培养一批批既有梦想又有信念的白求恩式的科学家型医务工作者，担当国龙医院重任，为中国医疗服务。

制定与时俱进的青年工作规划

《国龙医院青年工作规划》对未来 10 年的发展规划有着清晰的路线图和目标任务。即到 2030 年完成非营利的慈善运行机制，达到国内外同行普遍认可的、与北上广三级甲等教学医院同质的专科技术水平和科研教学能力，形成成熟的与国际接轨的内部管理机制，让患者体验度进一步完善。到 2046 年即建院 50 周年前后，成为富强民主文明和谐美丽的社会主义现代化强国的民族品牌医院之一。

青年工作的具体实施要结合国家政策、社会发展、企业需求、个人特点等方面开展。我认为关键要抓好以下五个方面：

1. 强化思想引领。把共青团作为开展青年思想教育的重要阵地，将每年 5 月定为青年工作月，开展系列活动，深入了解青年员工的思想和工作状态，疏导情绪，解决困惑，引导青年员工形成正确认知。广泛开展形式多样的青年志愿者行动，组织动员广大青年员工注册成为志愿者，积极参加无偿献血、赈灾济贫捐款、抗击疫情等志愿服务活动，传承雷锋精神。

2. 弘扬白求恩精神。在党委的号召下，广泛持续开展白求恩式医务工作者达标培训活动。把白求恩精神融入医院的体制和架构中。教育和引导青年员工要像白求恩那样对工作极端负责，人人争做白求恩式的医务工作者，立足本职，创造一流工作业绩。

3. 提升文化素养。深入开展学习型组织建设，每位青年员工要制定年度读书学习计划，医院要以科室、部门为单位形成学习组，构建学习共同体，青年员工撰写的读书笔记、学习心得应通过多种形式及时组织交流。

4. 跟进技能培训。做好新员工入职培训、工作满一年员工培训、工作满三年员工培训和晋职员工培训等工作，教授青年员工完成本职工作所需的知识、技能、态度、经验，帮助其达成职业生涯目标，进而与医院共同发展。

5. 注重健康服务。加强对青年员工的人文关怀和心理疏导，引导青年自尊自信、理性平和、积极向上，培养良好的心理素质和意志品质。促进青年员工身心和谐发展，指导青年正确处理个人与他人、个人与集体、个人与社会的关系。

建立青年护理培养机制

优秀医院一定是三分治疗、七分护理，青年护士是医院持续发展的重要基石之一。一名合格的护理工作者必须具有强烈的责任心、事业心、进取心和奉献精神，是集教学、管理、科研于一身的复合型人才。建立人才库，强化护理管理人才培养，是实现这一目标最有效的举措。

1. 在临床一线工作中锻炼。将低年资护理人员安排到危重病人多、工作任务重的急诊室、手术室、监护室、内科诊疗中心等病区锻炼，走临床锻炼专科发展之路。让他们在实践中接受磨炼与培养，增长护理技能，提高职业道德水平，增强机智、果断的应变能力。

2. 用继续教育方式培养人才。有计划、分阶段地制定和实施培训计划，选拔各专科临床经验丰富、专业技能水平高的高年资护师，对低年资护理人员进行全方位的技能培训。每季度举办一次“师带徒”评教。选派工作 3 年以上本科护理人员外出进修学习，让他们承担护理科研课题、护理新技术和新项目应用的任务，源源不断地培养出复合型人才。

3. 制定积极有效的激励政策。从情感、需要、机会、利益、目标等方面激励护士们成长，鼓励他们参与各类学历教育、技能培训、技能大赛、技术比武，使他们在成长过程中感受到被信任、被尊重、被关心、被理解。每年的“5·12”护士节，举办评选优秀护士、操作能手、带教模范、服务标兵的活动，获奖者将成为院内年终评优的对象。

4. 打造公平公正的成长平台。青年护理人员一般具有较强的进取心和参与意识，护理部要为他们发挥专长和施展才华创造平台。制定护士长任职基本条件，让年资高的护士协助护士长参与病房管理，主持护理查房和交班，承担案例分析研讨会，分管临床带教工作，在护理技术操作中示教。在护理管理人才选拔上，人力资源管理部门要建立公开、公平、公正的选拔机制，通过资格审查、竞聘述职、民意测评、综合评估、领导审定等程序进行择优录取，选拔合格的管理型人才，培养一批思想品质好、专业基础扎实的青年护理骨干，形成护士骨干—护师骨干—主管护师骨干的人才阶梯队伍。

青年工作要以团队精神建设为基本点，以服务患者为中心，以服务质量为核心，以提高青年员工的积极性和创造性为关键，打造一支思想活跃、技术过硬、敢于创新、凝聚力强、爱岗敬业的青年员工队伍，为医院的可持续发展激发活力、添加动力。

最后引用曾国藩的两句话，与大家共勉：

以悲天悯人之心，布春满杏林之德。

世事多因忙里错，好人半自苦中来。

第四节　组建人才团队的体会

经济学家加尔布雷思(Galbraith)曾说，二战后科技的广泛推行产生六个结果：一是科技应用将任何工作的开始和结果分开；二是用于生产的资本将增加；三是时间和财力将更加固定地用于完成特定工作；四是技术要求专门化的人力资源；五是科技要求高度的组织化；六是由于时间和财力的应用，需要大型组织和社会计划。这些无疑有助于我们加深对技术创新和人才培养的理解。

各个阶段适应性调整用人条件

在现行的人才管理体制下，要想实现人才的自由流动，还有较长的一段路要走。所以，民营医院要想长久生存与发展，就要形成一条符合本医院特色的人才培养之路。

当年创业之初，尽管社会上不少人质疑国龙医院的经营策略，但由于国家政策明确，不了解医院和患者的观点无足轻重，对医院发展的影响不大。因为请来的骨干都是自己了解的，能够跟自己一起携手合作。这些人不计得失，哪里需要去哪里，发挥了积极的带头作用，为医院度过生存期作出了很大贡献。

到上海办医院就不一样了，以为敢在上海闯的人都有梦想、有技能。但实际却不是想象的那样，有些人学历看上去不错，赚钱梦想很大，技能却很差。人才市场上极个别人是靠不断在新开业医院之间跳槽来增加经历、提高收入的，不能准确评价行业要求和自己的技能，甚至“假”医生都敢来应聘，不管三七二十一只看每月工资发多少，没有心思考虑如何服务患者，与院方发生矛盾纠纷后，就钻员工维权方面的法律空子，联合个别没有社会阅历的应届学生脱离实际地找院方“麻烦”。个别管理人员领上高工资享受大上海的都市生活，不去推动实际工作，理由是国龙医院当下做专科大手术、诊疗内科急重症的理念在银川还可以，在上海不可能成功。甚至有些在上海工作多年的新上海人也没有真正理解上海的医疗文化，简单地以为闯上海滩的人都是有钱的、来冒险的，似乎砸钱做市场就能办好医院。对上海通畅无碍、多元竞争、自律法治、崇尚科学、向善尚美、精进无疆、尊重差异、守望相助、美人之美的城市品格和文化了解领悟得不透彻。我们来大上海创办医院，初衷就是想借鉴上海文化，先通过宁帮沪站住脚，接着用中美合作生存下来，然后实行向沪牵宁的华丽转变，优化一代代年轻人成才干事的环境。对这个想法目前怀疑的人不少，但其实建设百年老院、民族品牌，一定要防止高估短期趋势、低估长期趋势。

用真诚唤醒员工内心深处的同理心和同情心

爱祖国、爱事业、爱生活是国龙人的精神高地。同理心、同情心、责任心、创新、敬业与团结合作是国龙企业文化的精髓。患者至上是国龙的行为准则。

爱事业就要有一个成事业的平台和团队，不爱平台和团队很难爱事业，让绝大部分人爱国龙医院要求你必须走人间正道。国龙医院在风险、竞争及各种不确定因素中苦苦求生，需要克服一些坏毛病，如一部分管理者只满足于展示权威、发表高见、讲讲原则，剩下的事就交给那些沉睡的文件了。现在有一部分人不停地宣称，医院生存环境不如从前，陷于从前的幻想中，而不为今天繁重的工作去奋斗。

国龙医院自成立那天起就充满挑战，唯有依靠团队的价值和意志才能维护内部的团结与和谐。这种价值和意志推动我们不断前行，并在复杂多变中坚持了下来。我们始终与可能形成的医院内部的派系山头、官僚主义做斗争，尊重患者、学术自由、劳资平等、团结奋斗的共同价值观是医院全体同仁尊崇并遵守的信条。

在新医院实施“新瓶装新酒”战略的过程中，我们遇到了前所未有的困难和挑战，面临很大的内忧和外患。老同志思想越来越局限，年轻人思想多样却不思进取。不少国龙人已经忘记了初心，忘记了自己的一切都来自百姓患者的生命信托，有人不顾普通患者，只一心一意地服务找自己的病人，说轻了是没有医疗原则，说重了是以医谋私。

不忘初心，方得始终。我们要重新审视老患者回头看的作用。视依靠国龙医院维持生计的医本位思想为最大的敌人。打破拉帮结派、故步自封的思想，放眼国内外，虚心接受新鲜事物，总结成功经验，让我们共同的价值与意志浴火重生、淬炼成钢，成为国龙人心中坚不可摧的品格与信念。

用真心对待人

企业（民营医院）与员工长期甚至终身共事，千万不能把谎言称为真相，也绝不能将真相视为谎言，更不能将反常当作常态加以接受。

八十多年前几位革命前辈在延安谈心时，把“言不透，意不明，话不说完，心不静”视为对党的忠诚。认为在党内都要自觉地接受党的监督和约束，办任何事都要从党和人民的利益出发，大家谁也不能头脑发热、独断专行、随心所欲，否则的话，势必给党和人民造成无可挽回的损失。这些生动的历史事例，对我们今天如何搞好内部管理和团队建设无疑有重要的指导借鉴意义。

对人才进行有效的组织管理，是一个企业发展的核心竞争力，对民营医院来说更是如此，这一点人们基本上都是认同的。如何才能使人才成为“偷不去、买不来、拆不开、带不走和流不掉”的财富，这里面是大有学问的，不是轻易能够做到的。创办医院二十多年来我总结出一些适合自身特点的做法和模式，那就是老板待员工一定要真诚。具体方法可以概括为：一是简单，最复杂的问题要用最简单的方法去解决。医院是个知识分子密集的地方，宁沪两个院区现有 1 300 多名员工，研究生有几十人，本科学历几百人，还有从国有单位来的科级、处级、厅级干部，不少人都在国内顶级的医院甚至国外长期进修过。对这些高层次的人才，必须以诚相待，才能长期相处。二是正直，如果你用哄骗的方式对待员工，可能他一时没有反应过来，但当他得知内情后就会记恨你一辈子，甚至因伤了自尊而离开。在日常的工作中，我始终坚持就事论事的原则，即便有时当面处罚了甚至粗暴地批评了某名员工，但对事不对人、不记后账，还是要像亲人般给予员工工作上的帮助和生活上的体贴与照顾，这样大家才能处得越来越融洽。三是无私，将自己的身家全都用于医院的再发展上。2001 年我就承诺自己的资产孩子不继承，使医院向慈善的非营利公益机构方向发展。四是奉献，在工作上要展现出顽强拼搏、战胜困难的魄力与担当，在生活上还要求自己和员工同甘共苦，同吃同劳动，不要高高在上，不搞个人小圈子。由于长期坚持这些行事作风，员工们都感到老板事业心强，私心不重，尽管方法简单但可信。只有你自己胸怀修炼得足够大，才能在思想上把患者真正当“上帝”，甘做患者群体的“儿子”、员工群体的“亲人”。这时，不管哪个员工，都能像亲人般为你着想、实干。员工中年长者会把你当朋友，同龄人会把你当弟兄，年轻的会把你当叔叔，大大小小的事甚至私事都愿听听你的意见和建议。

用目标激励人

人们常说人才是医院的核心，但对人才的管理能力才是形成核心竞争力的关键。在具体工作中既不能过度强调管理与约束，也不能仅靠多发钱激发他们“好好”工作。我们的做法是在整个医院的创建过程中，始终坚持让全体员工尤其是临床医生融入企业的共同愿景，这样大家工作就有了激情。经常有人问我给员工发多少钱，他们怎么工作得比老板都认真。实际上这与钱关系不太大，是大家通过自主参与和岗位竞争共创事业的表现。

医务人员是一个特殊的知识分子群体，其从业过程有明显的阶段性，一般可分为技能熟练和经验积累、独立执业、指导与培养下级医生三个阶段。因为在不同阶段有不同的职业目标和工作内容，所以对不同人不同时期的激励方法也应不同。毕业后的前6年，主要是基础知识、基本理论、基本技能、专业外语的岗位学习、实践和个人价值观的培养。通过学习和竞争具备了一定的水平后，需要到国内一流医院或美国合作医院进修深造，然后大约10年就可指导教学，尽社会责任。为此，一方面按医院用人计划选拔人才进行订单式培养；另一方面本人取得国家中级职称，医院考核合格后，聘任为主管医师，像美国那样与科主任共同协调、独立开展临床工作，达到能者尽早展示自我，庸者及时另找出路的目的；

再则通过引导建立个人职业规划，让个人奋斗的小目标与单位发展的大目标有机结合起来，激发个人的奋斗激情和自豪感，其结果是每个人的努力工作促进了整个医院的进步。此时，医院和骨干人员的关系已超越了劳动合同内容而形成盟约关系。只凭经济手段管理的企业肯定是没有文化的短命企业！也就是说，一个能正常运行的企业，每个人都要有明确的社会地位，拥有正当的社会权力，能按照整体目标发挥社会功能。在这个思想指导下，医院不同部门和不同专业的人员都有具体可行的工作目标。

用高标准培养人

国龙医院 26 年前创立时就确定用 10—20 年的时间建成在宁夏及周边地区有影响力的专科特色医院，其后根据发展情况提出建设“银川积水潭(骨科)医院”的战略目标。近 10 年又提出内引外联在上海建立医院，并联系美国合作伙伴，通过宁沪融合再用 20—30 年的时间进入国内骨科第一阵营，2046 年前后建成民族品牌医院，实现中国“梅奥”的梦想。

作为国龙医院的创始人，我曾经一次次郑重地告诉员工尤其是医生们，当初在大家刚走出校门还没有能力为患者服务之前，肯定会为每一个不起眼患者的感谢而感动。但随着岁月沉淀，有一技之长的大家，也许已经不需要那些不起眼的患者关注的目光了。但今天我还是要郑重提醒大家，正是那千千万万个不起眼的百姓患者，以生命相托、用干瘪的钱袋子供养着我们。这不是我的个人观点，而是代表着当代中国社会底层患者与医生们的对话。大家已经或正在走向全国甚至国际，正阔步迈向中国的高层医学舞台(论坛)。而我本人虽然临床一线的工作越来越少，但看到大家一个个比我能干，我打心眼里高兴、自豪！我不会离开，我会一直用带着泥土的双脚丈量着宁沪山川的土地，与那些不起眼的患者共同关注着大家。今天的国龙医生不要羡慕那些看重升官发财、贪图消费享乐的医者旁道，而要经常听听百姓患者发出的真实的声音。

实践证明，心中有患者，进步就快。高端人才的培养没有什么捷径可走，要靠教练一心一意地订单式渐进性教授，而学员本人要挤出业余时间学习并能致用，吃苦耐劳且坚持不懈。当初建院时入职的毕业生，坚持 26 年见效了，大家对今后坚持下去也深信不疑。

当前世界范围内的医学科技进步总体来讲已超过人类的主体需求，一项医疗技术或一个大专家并不能创造一个产业，也难以形成超额利润。医疗技术和医院管理的发展都处在一个相对饱和的平顶端，无论你花多大的精力培养人才、引进新技术，都不能有对等的经济收益，或只能获得很少的经济收益，反而给追赶者减少了困难，大部分的蜡烛在探索的路上燃尽了。但无论如何，我们仍然要无怨无悔地努力前行，像优秀的医院一样培养更多的与国际接轨的高水平人才，燃烧自己照亮别人，切不可在人才培养上瞻前顾后、缩手缩脚。

第五节　创始人角色的适应性转变

社会进步使产出增加，也让现代人越来越忙，而且过去熟悉的似乎用得越来越少，面对的状况似乎越来越不熟悉了。

一个企业的发展目标要与个人的目标相区别。企业要把党的初心使命和发展战略，与员工意志有机结合起来。防止简单以股权多少来确定经营权大小，要把企业高高在上的与员工的雇佣关系转变为平等的人与人关系，以适应现代社会高速发展形势下的自由契约关系——双向自由选择。

我是从西北贫困的大山沟里走出来的耕读者，在受教育的年龄段缺乏系统和扎实的读书训练，入党早且受党的教育时间长，是一个有事业“痴心”而个人私心不重的人。创立和驾驭国龙医疗这艘航船高速行驶了26个春秋，其间由于强烈的工作激情与领导艺术不足并存，伤害了不少人尤其是管理者的感情，但我从不整人，真正能够做到事过忘之！我常跟同事们说，大家对我现在有意见没有关系，待我彻底离开工作岗位后没有意见就好了。至于我的功过是非当下没有必要也没有时间去细细评说，待将来让历史慢慢去评价。

当医院扩建转型时，我面临着前所未有的挑战与压力，特别是体制和机制上存在的问题。医院成立以来我一直做一把手，形成套路模式，造成一些人不看患者只讲自己辛劳，给某个人干的倾向十分突出，有些人其他人指挥不动的可怕现象，有些人不是千方百计组织落实领导的正确指令，而是从自己的认识出发扯问题、挑毛病，等等。企业大了，创始人传统知人善用的方法要随之改变，创造性识人、用人、评价人的工作机制要用新的制度来形成，这是企业最大的挑战。所以说不断学习新知识，对创始人适应不同阶段的角色转变十分重要。

企业创始人不但要清楚权力的来源，更要驾驭权力的使用和相互转换。费孝通认为，权力分为没有反对、只有反抗的横暴权力，有知对无知教化的长老权力，契约和监督基础上的同意权力，以及通过争取群众的注意和拥护及参与，对同一问题提出不同答案的时势权力。本人的体会是大型民营医院（企业）的经营管理主要应用时势权力，防止滑向横暴和长老权力。企业成立的早期多用时势权力，需要认准方向目标，负起全部责任，带领大家想尽一切办法战胜一切困难向战略目标冲刺。随着企业的发展成熟，要逐步引入同意权力，建立友谊与关照的生态环境，形成自下而上的圣人治理体系，用科学与民主发展企业。创始人要转入大量的学习以提升自己，用执行者老师的身份指导工作，不宜亲力亲为地发力、找关系推动工作。至于时势权力和同意权力如何分别或交叉使用，是需要长期学习研究的问题。

患者价值创造型民营医院的医疗服务形成品牌并长期保持，是增强医院可信度和增强病人对医院忠诚度的根本措施，这需要10年甚至更长的时间才能达到。只有这样才能提高医院在医疗市场中的竞争力，永远立于不败之地。要做到这一点，就得有一个领导力很强的人，把医院在实践中所形成的价值观、宗旨、精神以及医疗作风等进行坚持和传承。建院初期我的思路是“我来搭台，请人唱戏”，医院运行得很好。但是陈文庆老师很快就发现，请来的学科带头人都是退休的，中国的国情决定了他们退休后很难再达到所从事专业的最高水平；而年轻的医生培养起来后，做具体业务工作还可以，但要让他们从事业务管理、协调好医院这个复杂的机器却很难做到。1998 年春的一天，陈老师把我叫到他的办公室，分析了以上情况后语重心长地说："国龙医院今后如何克服技术和发展上的大起大落是最重要的问题。我们几个老人不会长期干下去，目前从资历和咱们在附属医院工作的情况看，你虽然是工农兵大学生，但通过再学习是能当一个合格的三级医院临床学科带头人的。现在趁年轻赶快补上这一课。从目前规模（80 多名职工）看，这个医院定期换院长就行了，如果三年换一任科主任那问题就大了。"听了陈老师的话，我立马改变了医院的管理模式。把医院全权委托给我的老领导王富才管理，他老人家尽管当时年逾六旬，但凭他多年的经验和方法做了大量卓有成效的工作。我则腾出精力，集中学习骨科最新理念，又拜全国著名的杨惠林教授和张长青教授为师，提高自己对骨科专业的思想认识和对新技术的应用能力。考察学习回来后，我不但自己在业务上有了长足的长进，而且还进一步明确了骨科特色医院的业务发展方向。后来我读了迈克尔·格伯（Michael E. Gerber）所著的《创业必经的那些事》，感到跟陈老师的观点不谋而合。医院创业者应同时具备老板、管理者、专业人士三种不同的角色，在不同的发展阶段各有侧重。借此谈谈我的角色转变经历。

高标准确立全员职业标准

2002 年，我开始用《骨与关节外科杂志》（*The Journal of Bone & Joint Surgery*）、《脊柱杂志》（*The Spine Journal*）、《手外科杂志》（*The Journal of Hand Surgery*）三种杂志上介绍的技术和方法接诊。高起点严格管理科室业务，每天早晨骨科提前到岗学习一个专业课题，住院医师做中文幻灯片，主治医师以上的还要用英文做幻灯片。然后全科医生把前一天手术病人的X光片用国际通用标准进行点评，还以此确定新入院病人的诊断和治疗原则，确保骨科为病人提供一个较高水平的服务技术，也形成了良好的科内学术氛围。我还不断开展新业务，1999年2月顶着个别专家的压力率先在宁夏开展了带锁髓内钉治疗长骨骨折；2002年1月用CD棒开展了脊柱侧弯矫正手术；2004年4月开展了PLIF（后路椎间融合术）360度植骨融合治疗腰椎滑脱症；2004年5月开展了双膝人工关节置换术；2005年3月开展了后路微创内固定加前路病灶清除治疗胸腰段脊柱结核的手术，该项技术当时国内外还未见报道；2006年8月开展颈椎椎弓根技术；2009年开展了上颈椎前后路手术，同年我被选为《中国脊柱脊髓杂志》编委……这些业务我仅仅是带领大家开了个头，现在国龙骨科早已分为9个亚学科，医生们的专业理论、实践、范围、视野早已超越我当年的边界，于是我又从医疗的哲学属性帮助他们从更大范围分析问题、解决问题，这种科室创新文化会持续助力科室再发展。

发展中我们发现宁夏地处欠发达地区的实际情况，和发达地区相比存在一定差距，其中容易看到的是技术问题，而更严重的是观念问题的隐蔽性。单纯把优秀员工送到北上广甚至国外进修学习先进理念是远远不够的，2010年我决定在上海建医院。为了应对国龙作为患者价值创造型医院发展速度慢的问题，我提出了先由宁夏医院资金帮助上海医院渡过难关，再用上海理念和文化形成宁沪融合的合力，然后由上海医院牵引宁夏医院共同发展。我一边投巨资送大量人员去美国合作医院进修，一边长期聘请美国专家来院进行业务和管理培训交流，形成中美人员都能接受的医院党委领导下的新体制和弘扬白求恩精神的新做法，初步达到与国际接轨的先进系统、患者体验度、员工自豪感，规划在建院50周年前后初步进入民族品牌医院行列。

创立与国际接轨的模式

毛泽东同志的伟大之处在于古为今用、洋为中用的哲学思维，给我们国家确定了马列主义指导思想，给我们医疗行业树立了国际共产主义战士白求恩大夫这个光辉形象，这是我们医务工作者学习的典范，任何时候都不会过时。生命学科的前沿在欧美，而当年白求恩不但是北美胸外科协会5个理事之一，拥有很高的学术地位，更重要的是他是有共产主义思想的优秀共产党人，与我们的信仰一脉相承。这造就了他对技术精益求精，对工作极端负责，对同志极端热忱，毫不利己、专门利人，把自己的一生都献给了为人类谋福祉的医疗事业。一个人能力有大小，只要有这些精神，就是一个高尚的人，一个纯粹的人，一个有道德的人，一个脱离了低级趣味的人，一个有益于人民的人。

现代医学的前沿仍在欧美发达国家和地区，只有及时了解国际先进动态才能跟上时代发展的步伐，而这些先进的科学知识70%都是以英文发表的。一个优秀的现代医学科学工作者如果不能及时而准确地了解本专业国际动态，就像一个高度近视者不戴眼镜那样地工作。我本人由于特殊的原因英语一直没有学好，尤其是听、说能力欠佳。所以，2000年起我带领全科医生坚持学习英语文献，每人每月要完整翻译一篇专业文献，每周四晚上都要共同学习交流4篇英文文献。刚开始大家都好奇，加上科内工作量不大，学习内容也简单，还都能按时完成。两三年后学习的劲头就不足了，学习任务经常完不成，甚至不少人都想停止学习。对此，科里制定了学习英语的新规定：一是任何人不学英语就不要在骨科工作；二是任何人每月完不成译文任务，全月不发一分钱工资；三是科内做了一块英语学习专栏，像小学生一样每人每交一篇译文就贴一个小红旗，提醒医生天天关注英语学习动态；四是谁周四晚上的公共英语不会背，就在学术报告厅背，背会后，科主任方才允许其回家；五是考虑到员工上一天班又累又饿，医院给晚上参加学习的人免费提供晚餐。近年来，在学习型企业的建设中，国龙还给全院各个科室每周参加学习的员工发了学习经费。由于采取了这些措施，员工才有了对外交流、国外进修、查阅文献的能力，摆脱了当地多数骨科医生由于不能阅读英文文献，最新知识的获得长期主要靠听国内三级医院专家介绍的困境，也摆脱了不少民营医院只请一个大咖做招牌，应用可编码知识发展医院而暴露出的短板。目前国龙已有 58 人到美国合作医院进修归来，从技术到管理都收到了良好的效果。

促进医教研全面发展

近年来，我在完成了硕士研究生课程班的学业后，学术论文《脊柱结核合并截瘫并发症》被收入《脊柱结核病学》一书中，我还被《中国骨科康复学》聘为副主编。2004 年我在《临床骨科杂志》上发表了《31 例骨不连临床原因分析》，2007 年在《宁夏医学院学报》上发表了《1021 例高甘油三酯血症相关因素的调查》；2002 年在《中国医院管理》杂志上发表了《经营民营医院的几点体会》，2004 年又发表了《改革医院查房制度的几点做法》；2005 年在《中国卫生改革理论与实践》上发表了《民营医院路在何方》。另外，在2006 年 7 月广州召开的全国中西医结合骨伤科研讨会上以《PLIF

360度植骨融合治疗腰椎滑脱症》做大会发言；在2004年4月北京召开的中华医学会骨科分会脊柱外科学组年会上以《后路植骨椎弓根钉固定加植骨融合治疗腰椎不稳》做壁报交流；在2007年9月武汉召开的每两年一届的全国脊柱脊髓学术会议上以《后路微创内固定加前路病灶清除治疗胸腰段结核》做壁报交流，该文还发表在《中国脊柱脊髓杂志》上，成为现在大家普遍应用的技术和方法。我还在宁夏回族自治区有关学术会议上交流过学术论文10余篇。永不止步的学术追求和研究，也使我被聘为宁夏医科大学的客座教授、硕士研究生导师，被选为全国中西医结合骨伤科专业委员会常务委员、全国脊髓损伤治疗与康复委员会委员、《中国脊柱脊髓杂志》编委、宁夏医学会副会长兼骨科学分会和康复分会副主任委员、宁夏中西医结合骨伤科专业委员会主任委员、上海医师协会骨科分会脊柱学组委员。此外，我还亲自创办了《国龙骨科通讯》。

实践证明，陈文庆老师的远见卓识切实改变了国龙医院的发展思路，我的学科带头作用和对整个技术队伍的示范作用，逐渐都得到了验证，这可能就是近年来国龙医院发展较快的主要原因之一。

给社会留下一个受人尊重的医院

传统的人生只有学习、工作、养老三个阶段、两次转变。经济学家琳达·格拉顿（Lynda Gratton）认为现代人的人生则是三个阶段、多次转变。在传统退休年龄到来时，要适应新环境，主动放弃退休年龄给人带来的精神枷锁，要不断学习自我充电，在身体不再适合工作以前，努力为社会作出更多的贡献。这是探索如何应对老年社会，也是国内中西部人与上海甚至美国合作伙伴之间的区别所在。我本人近年来也随之调整了早早退休、赋闲养老的打算，又发奋学习充电以适应社会，做一个新时代的“年轻人”。对于60岁以后的工作，方法是要不断改进的，过去领导或老师比较直白的“人前教子”的传统方法现在过时了，环境不允许用20世纪的工作和教学方法对待处理现在的新问题，多提醒，少发指示，多讨论，更少命令。

2020年，白求恩精神研究会经过反复认真调研，聘任我为其下属的社会办医分会会长。作为民营医院的党员创始人，我深感荣幸，这是社会对我几十年来工作的肯定。在接下来的岁月里，我将不辱使命，做民营医院的加强党的领导、弘扬白求恩精神的倡导者、先行者和传播者，为实实在在改变医院的文化尽绵薄之力。

二十几年的实践告诉我们，员工绝不是企业的成本，更不是企业的负担，没有这样思想认识的企业肯定是短命的。人是企业最难以估量的宝贵资源，无论是名大夫还是清洁工，他们的实际收入可以有差别，但作为企业这个大机器上的螺丝哪个都不能少。我们提出的员工满意度中的第一条就是工资和企业收入等比例年年涨。企业无论如何不能在员工身上降成本，资源水平和质量是相辅相成的。

根据加尔布雷思在《新工业国》中的观点，民营医院更应该让专家参与管理，把全员的劳工心态转变为主人翁精神，管理方法要科学。有一支优秀的员工队伍，才能有优质的医疗服务产品。要努力实现坚持不懈按计划培养出一支高水平的员工队伍，成就一批专家的夙愿。目前，医院里已有了一批专家，这说明我们已经走出了小医院留不住大医生的怪圈。企业发展的核心问题是劳资关系，客观地说企业用什么样的人、如何待人，广大员工最清楚，而员工中起主导作用的代言人又是老板，也就是说劳资双方的主体是老板。老板如果自私、唯钱、容不了能人，企业这个大家庭就难以发展，尤其是医院这种科技型企业更是如此。从理论上讲，维持这种关系要双方满意，不是简单的合同约束关系，应该是双方共同目标汇成的责任和契约关系。一个做正规精品民营医院的人必须放弃小团体利益，聚全体员工和社会力量才能实现梦想。

年轻时看远，中年时看宽，晚年时看淡。年过六旬的自己，在不断调整思路，继续努力做一些有益于患者的事，有益于员工的事，有益于医院的事，有益于医疗事业的事，希望将来给社会留下一个受人尊重的医院。这样的医院之所以让患者与家属难忘，不能简单地看它做过什么，而是它给社会、患者、家属的感觉是一切皆有可能。似乎生命掌握在自己手里，可以重新安排。不可让人感觉有病就是遇到天灾后求医院施舍！

第三章 机制创新

医院硬件基础设施再好，医疗队伍再庞大，如果没有一套与之匹配且与时俱进的机制，发展质量和步伐都会受到影响。医院能不能走得稳、走得快、走得远，机制的作用至关重要。

第一节 探索适合自身特点的体制

民营医院的体制和内部运行方面大多数复制或参照用了半个多世纪的公立医院的模式，那么公立医院的问题同样或多或少在民营医院存在。

观察发现，传统医院的体制是为上不为下的模式，是以行政职务统领起来的分包模式，是一个被巨大既得利益结构支撑的模式。这样的模式，职责不清、要素不明，不关注医生，不对患者负责，更不对品质负责，人人大同，不能充分调动各方面的积极性，加之文化特色不明显，不利于人才引进和医院持续发展。

改革“生产队”模式

要改革既有条块分割的“生产队”模式的医疗服务生产机制带来的责任机制缺失、职业发展错位和收入分配扭曲，就需要适应我院现阶段发展的现实，遵循初心使命，用国际先进技术治病、先进科学方法管理，坚守中华医药文明的原则，与国际先进医院合作，制定并推行适合国情的医疗服务生产模式，创新出适合我们的主管医生负责制(Attending Doctor)。第一，以患者满意度为一切工作的核心。第二，医院的核心价值是以临床医生为核心的医疗技术，以护理人员为核心的服务与管理。第三，建设品牌专科医院需要专注于高效做好外科大手术、诊疗内科急重症。第四，慎重应用股权管理医院的日常运营。第五，办好医院职工大学，用培训赋能。

让医生参与管理医院

医院体制改革是把医院分为医疗、医院、市场3个模块运营：

医疗：成立医生集团，弱化二级科主任的行政工作职能——为QC（质量控制）的常态化评判；强化每个主管医生独立为病人创造价值（看好病）的作用。

医院：院长（CEO）直接领导由四个患者服务中心组成的患者服务系统，帮助医生高质量高效地工作；取消每个病区1个护士长全权管理，改为每个病区两个组、4个以上护士长带领工作，数量虽然增加了4倍，但优秀护士工作重心下移，即护士两班倒，班班见领导；实现医院24小时同质化接诊，提高患者运行效率；其他行政后勤组成支持系统，帮助服务系统及时发现或解决问题。

市场：负责所有对外活动，包括行政、监督、社会、市场、宣传工作等。

新体制关键是通过让医生“办医院”并“管理”医院，来进一步促进医院稳步扎实的快速发展。医院有股份的医生成立医生集团（持股平台），选举产生医院管理委员会（模拟董事会PLC）。该委员会由9人组成，党委推荐1名主任（过半数信任票），全体有股医生投票选举6名，居委会和志愿者各1名；三年一届，每届可轮换2人，可以连选连任来长期较固定地搞好医院的经营管理。

新体制下CEO由医生集团产生的管委会提名（或组织公开竞聘），报请党委批准后聘用。CEO带领大家帮助医生多看病、看好病，同时让病人治好病与享受服务紧密结合起来。CEO应当用管理方法不断改善两个满意度，而非传统的下达命令干活赚钱。当CEO帮助医生工作出现问题，3名以上管委会成员或10名以上医生联名即可启动问责或罢免院长的程序。班子任何时候都要把防止和杜绝干部摆花架子、不干实事、自私自利、拉帮结派作为医院建设的第一要务。当我们的高层领导人中有以上现象时，就说明我们的干部和管理出现了严重问题。

新体制的运行是改革人人等院长给副院长下指令、向下单线分层指挥的传统模式，使大家的交叉分工扁平化，以改善医生工作环境和效率为目的，共同服务好病人、满足员工自豪感。核心高管岗位职责为：医院运行经理（COO）为医院平台运行顺畅的总协调人，帮助医生更好工作；总护士长（CNO）为病人的总负责人，以理顺病人在院期间护理人员负责运行为己任，是医院核心高管之一。

新模式推行中的困难

面对新管理模式势必会出现四种情况，那就是极力反对者、极力支持者、未公开反对者、潜在支持者。如何把反对者变成支持者，需要做很多引导工作，如何把支持者变成推行新模式的中坚力量，需要开展大量的培训工作，这些都是我们面临的困难之一。

我们面临的困难还包括：

1. 如何创造条件让医生成为老板？医生如何当老板、当好老板是改革成败的关键，这是个复杂的战略和艺术问题，也是新的经营文化形成的过程。

2. 如何让经理（高管）放弃级别为上的条块分割理念？只有积极主动、互相接纳、交叉协作、严谨高效地工作，才能让患者满意变为良好体验。

3. 如何让护理人员在医院运行中发挥主力作用，真正做到三分治疗、七分护理？这当中存在内外部观念转变和能力问题。

4. 如何把各级管理者从按标准或按授权布置了之，事前不培训，而关注事后如何处理人，转变为事前到基层经常培训，事中及时纠偏？如何养成以讨论纠正问题的习惯，做到人人都愿意为病人安全、满意主动查找、解决问题的风气和文化，并能长期做下去？基层因为没有得到培训而出现的问题要由管理者承担责任！

5. 如何将管理工作和管理学术研究紧密结合（OHH 管理者拿管理项目反复找领导立项）？能指名道姓地事事用事实说话，实现公开透明、公正科学的管理。

第二节　适应国家政策调整的自主创新

在人医疗概念的影响下，国龙医院于1996年依照国家政策设立，当时面对没有医保的大环境，我们顺应医疗市场规律，突出骨科、妇产科、康复、门诊特色进行重点建设，加强经营管理，深得百姓患者好评。他们用脚投票，哪里看得好病就去哪个医院，21世纪头几年门诊量达到31万多人次，出院病人达到12 200多人次。

不过民营医院的生存不易。随着国家各项事业快速发展，首先国家为百姓患者逐步设立了各种保险，政府也设立各级管理职能，使民营医院在准入方面排了好几年队。其次是城镇化过程中，城市医院大扩建，通过医联体建设等一系列政策，虹吸了基层市场、人才和职能，民营医院的发展又一次减慢了速度。再次是国家投入加大后，公立机构不缺钱了，出台了药品材料零利润，大型民营医院的生存没了着落。最后是新冠肺炎疫情后，国家又开始加强各级公立医疗机构建设，民营医院的市场越来越小。

面对如此局面，已经开业的民营医院不能关，患者要看病、员工要吃饭、银行要利息、股东要收入等，这些都是硬道理。

同时，在从计划经济体制向市场经济体制过渡的阶段，医院追求的是“挣钱”和“做大做强”，并没有表现出解决民众基本医疗需求的公益性。在管理机制没有根本改变以前，医院很难改变其趋利的经营现状，而且还存在着疏于管理的问题，更谈不上全心全意地服务。民营医院虽然数量惊人，但没有形成整体的规模，很难承担为百姓看“大”病的重任。整个医疗市场的刚需是能看清楚病、看得好病、百姓患者感到服务好的医院。

根据我国医疗大环境变化而作出的每次重大调整，使我们更加重视对国家政策的研究和对社会发展趋势的分析，在此基础上我们修正发展方向和经营策略。经过全院上下反复学习国家医改有关政策、其他国家的发展经验，解读疾病诊断相关分组（DRG），重新认识到“院有特色、科有重点、人有专长”的发展思路更具现实意义和重要性。

梳理商业投资模式

目前民营医院的商业投资模式，可以概括为以下三种类型：

1. 当工作干。这部分占民营医院的绝大部分。有一些医生为了梦想自己干，一些医务工作者带领子女干，退休人员发挥余热干。这几种形式的医院往往设在当地，规模不大，属于小型企业的范畴，特色是以诊疗常见病、多发病为主，因其方便快捷、疗效可靠、服务真诚、不赚大钱受到周边群众喜爱，甚至义务承担着周围家庭医生的责任。他们往往用方便消耗着企业自身应具备的规范，对根据上级管理方法的经常变动来调整自己的风险浑然不知。但能够静下心来坚守是非常高贵的行业品德，这部分医院是对社会贡献最大的民营医院，也是目前民营医院的主体。

2. 为赚钱干。中国社会高速发展，取得了举世瞩目的伟大成就，这是应该自豪和颂扬的人类社会的伟大工程。在这个过程中，有些行业、企业的一夜暴富和野蛮生长，使不少人忘记了事业追求，只奔着金钱而去。民营医院是企业，但是具有医疗特点，所以它与一般企业有着本质的区别。而不知道从什么时候起，形成了一个概念，投资医院能赚钱，还能赚大钱。为此近年来投资医院的热钱蠢蠢欲动，都期望能赚钱，更是想着赚几年快钱就脱身。于是，有些人靠打康养产业的擦边球来达到赚钱的目的。找政府划一块地赚房地产的钱，把如此多的老年人忽悠到一个区域，早期还可以，若干年以后怎么办根本不去考虑。还有搞五花八门的保健用品推销和反反复复地进行健康体格检查。有些人选择便于连锁治疗疾病的方式在全国搞连锁，从单病的操作上看有一定的优势，但是单病人群患病率是有限的。没有办法就到社区、跳广场舞的地方、学校找"病"人。银川有一位八十多岁老太太早上在公园锻炼时，被一家民营眼科医院工作人员几番免费体检后，说老人患有白内障，医院可以免费给老人做手术。手术前儿子去签字时，医院告知有一种好的材料是进口的，术后效果好，但需要自费，结果可想而知。有些人打"病"的定义的擦边球，靠区位优势，用大量的网络广告，把一些感到不舒服的"病"人或一些疑难杂症甚至绝症患者忽悠到医院进行治疗。只要能赚钱，他们什么手段都可以用。

3. 当事业干。医疗服务属于技术性、学术性、社会性、道德性都很强的行业。依照实体企业的生命周期，十几甚至二十几年才能建成。创始人（投资人）要把医院当事业干，给优秀人才（医生）提供展示才华的平台，让普通员工感受到主人翁的尊重与大家庭的温暖。只有这样，医院才能行稳致远，成为为百姓患者创造价值的品牌医院。

经营方式的选择

经营民营医院相对于一些公立大医院来讲，就如同开汽车运输公司，没有目标要自己定、没有道路要自己修、没有资金要自己找担保、没有汽车要自己买、没有货物要自己找、没有人员要自己培养。在经营方式的选择上，更是取决于商业投资模式。

第一类就是前面说的当工作（就业）干的，以常见病、多发病和慢病管理为主。因国家对社区投资越来越多，民营医院的市场空间受到影响，规模越大就越难以生存。

第二类就是目标只为钱，自己具体也不知道干什么，一切以赚钱为目的。

第三类是治疗内科急重症、做专科大手术的医院。创始人（投资人）把医院当事业干，用国内外最先进的技术给患者看病，用优质体贴的服务让患者满意，用实力争得市场，靠诚信赢得尊重，这类医院因为竞争力强，所以市场稳定。

如果把就医人群看作一个“金字塔”，最上面第一个层面 10％ 的患者群体，他们看病不计成本，会到全国最好甚至国外知名度高的医院去看病。第二个层面占整个市场的 10％—15％，是有一定社会地位的人，这部分人包括行政事业单位、国有企业的干部和职工，他们有较好的医疗保障，医疗费绝大部分能够报销，报不了的还有商业保险。他们一般会去与自己身份相称的大医院找“熟人”看病，他们无论如何都能找到熟人，并且特别享受这个过程。只有生小病、图方便，才会去所谓的小医院做个检查，然后再拿到大医院去做诊断或治疗。第三个层面占整个市场的 70％—80％，这部分人群看病不计较医院规模的大小、名气的高低，而是要找一所真正能治病、能花得起钱、人格受尊重的医院，也就是百姓患者医院。还有很少一部分人属于第四个层面，他们没有任何自费能力，是需要国家兜底和社会救助的患者。

国龙医院从创办那天起就认识到要办一所为百姓患者创造价

值的专科特色医院，要切切实实地为百姓患者治好病、做好服务，不要追求所谓的病人“档次”。多年的实践也证明了我们是在为老百姓看病，在这个过程中得到了认可和发展。曾经有一位骨科专家带着对民营医院的偏见说：“你们也就是做几个农民工的手术。”但这正说明了我们的服务方向，也说明卫生行业迫切需要解决服务对象不明确的问题。

技术吃饭与服务制胜

随着国家经济的快速发展，政府实施的民生工程越来越实惠，职工劳保医疗恢复，新型农村合作医疗建立，商业保险不断增加。市场由患者追求实惠转向追求减少自费数额。同时由于国家法律法规和有关政策还有待完善，医疗体制改革、技术改造尚未完成，各方面利益关系错综复杂，使国内医疗市场处于不平等、不规范的竞争中。尽管环境如此不好、成本如此之高，但国龙人靠坚强的信念和毅力及技术与管理坚持了下来，拥有了优秀的团队、先进的经营文化、全新的运营体制，赢得了相应市场。

从2007年医院进入第二个发展十年开始，国龙医院骨科和妇产科分别实行大专科、小医院的战略目标。全院主要精力用于人才培养，提高运营效率。国龙在全面发展骨科、妇产科的同时，把外科调整为以腹腔镜切胆囊和诊治阑尾炎、疝气、大隐静脉曲张为主的普腹外科，以前列腺气化电切、体外震波和体内钬激光碎石为主的泌尿外科，以乳房、甲状腺、前列腺切除等为主的肿瘤外科；把内科分为心血管、神经、消化、呼吸内科4个亚学科。此番调整旨在把医院建成真正能治疗专科大病的医院。

法律政策与自主经营

法律是由国家强制力保障实施的调整社会关系的行为规范，是统治阶级意志的体现，是国家的统治工具。法律有明示和预防的作用。法律的明示作用主要是以法律条文的形式明确告知人们，什么是可以做的，什么是不可以做的，哪些行为是合法的，哪些行为是非法的。法律的预防作用主要是通过法律的明示作用和执法的效力以及对违法行为进行惩治的力度大小来实现的。就民营医院而言，国家法律允许社会资本办医院，给予其与公立医院同等的地位。民营医院非社会公共产品，必须依法经营、照章纳税，靠市场能力来决定自己的生存寿命。

政策是国家政权机关、政党组织和其他社会政治集团为了实现自己所代表的阶级、阶层的利益与意志，以权威形式标准化地规定在一定的历史时期内，应该达到的奋斗目标、遵循的行动原则、完成的明确任务、实行的工作方式、采取的一般步骤和具体措施。如调整供给侧结构，我国医改一直面临着“补供侧”与“补需侧”之争，前者主张加大对公立医院的补助力度，认为这样医院就能回归公益；后者则主张提高对患者的补偿额度，由患者自由选择医疗机构，充分发挥市场的调节力量。

企业自我生存战略是面对激烈变化、严峻挑战，为求得长期生存和不断发展而进行的总体性谋划。国家给了平台，同时又允许一个强大的经营者和竞争者优先发展，并且没有竞争规则的限制。怎么办？民营医院的同道们只能用人才、技术、资本等资源能力，为患者创造价值，寻找新的医疗服务，以此应对国内最激烈的市场挑战。

民营医院作为市场经济的产物，要实现既能顺应市场发展规律，又能独善其身地发展成为一个真正看病的医院，我认为有四种模式可选择。一是以门诊、小型地域医院为主。对辐射范围内的常见病、多发病诊疗，或提供其他多种多样的基础医疗服务。目前全国绝大多数民营医院都采用这种模式，百姓患者感觉亲切、诚实、方便，能解决问题，愿意再来。二是建设大型的综合医院，适用于经济发达地区，尤其是人口导入太快、政府来不及投资的区域，可填补公立医院不足。三是小综合大专科，抢占专科市场。这种模式门槛高、发展慢，但市场稳定。国龙医院就采用了此种模式，定位是为患者创造价值的医院。四是有些财团选择医养结合的产业或便于连锁化的专病医院进行集团性经营。

对民营医院而言，生存是硬道理，发展是不可或缺的。法律框架给我们的边界是不能逾越的，而政策给我们提出的奋斗目标、行动原则、明确任务、工作方式、具体措施都是指导性的。民营医院有别于公立医院，可以选择各种各样的模式，但不可以跟在政策后面，要始终搞适应性的经营管理。

自古只有敢想并敢干的才能成功，只有敢于革命并善于革命的才能长久。这种敢于创新之魂，成为国龙人之魄，我们创造了奇迹，意想不到地超越了一些大型医院的专科水平。特别是“小医院、大专科”的生产经营方式，提高了医疗质量和服务水平，降低了成本，保证产品价值落到患者需求上，初步占领了当地专科市场较大的份额，成为百姓专科患者认可的品牌医院。医院也从当初求生存阶段转变为求发展、求永续阶段，员工的状况发生了改变，从满足就业生存需要转变成为干事业、成就梦想的精神追求，有了自信心和自豪感。

在政策的框架下，国家给民营医院留有一定的自主创新空间，如果循规蹈矩，路会越走越窄。只有依法经营、照章纳税，服务至上、满足患者，不断创新、勇于超越，才能闯出一片新天地来。

第三节　国际视野和与国际接轨

在中国共产党领导的社会主义医疗发展方针政策的指引下，国龙医院永续发展的决心没有改变，对建设响应患者呼声的好医院的信念没有改变，对员工生活状况不断改善的承诺没有改变。

率先推行国际医疗服务标准

我开始筹建民营医院时，面对大医院一片涨价潮，老百姓怨声载道，辛辛苦苦干 5 年，一次住院就“回到解放前”。这个问题从上到下许多人都在议论甚至抱怨，但中国传统文化中有唯领导是从之风，看不见有人站出来解决问题。在一片劝告声中，我决心要办百姓医院，而且矢志不渝。说实话，当时我也不知道在中国能不能把专科技术做得比当地三甲教学医院的专科强。尤其是刚开业前两三年，有一次在全国会议上，一位试过水的骨科专家质问我民营医院能赚钱吗，当时还在爬坡的小医院使自己心里完全没底。

没有办法，在病人身上做生意，自己不会，也很抵触，自己只能走自己的路。我发现为老百姓提供优质服务的组织、技术、服务没有参照。2001 年，我在院内成立党组织，使个人的使命与国家使命相一致，通过以慈善经营为核心的股份制改造，劳资关系得到了改善，医院出现了活力组织的征兆。

组织有活力还远远不够，我对于为患者服务的技能和相应的体制、机制、流程标准是什么，心中无数。在国家大力推行改革开放的大环境下，我决定向国际先进学习。

首先到我国台湾地区学习了3次，又到新加坡学习了半个月。回来后自己认真学习ISO9000质量标准和平衡积分卡等管理工具，最后选择推行平衡计分卡的管理方式，但在施行过程中感到有些生搬硬套。

2003年，我在查阅国外患者满意度的资料时，无意中发现了"Enhanced Recovery After Surgery"（ERAS，增强术后康复）的概念，当时我们翻译为"加强手术病人康复共识"。在学习中我们发现ERAS从病人需求出发归纳问题、解决问题，易学习、好理解、便于推广，医患都好接受。ERAS通过病人需求调查归纳出了无责任人、受尊重、看得快、看得好、尽量减少诊疗痛苦、一口价的收费、出院后的康复等方面的问题。ERAS还涉及老年骨科患者围手术期的14个常见基础疾病的处理（现在已经增加到16个）等。碍于当时坊间讽刺"土枪打洋子弹"的顾虑，没有正式发文推行，只是用无痛医院的标准一项一项地落实。万万没有想到的是国家卫健委近年也开始推广ERAS，国龙医院有幸成为试点单位之一。经过几年的准备，国龙医院于2007年正式推行ERAS，近年来得益于ERAS的综合应用，患者体验度持续改善，平均住院天数不断减少，运营效率稳步提升，医院服务有了根本性的改变。

2009年，经过两年准备，国龙医院用JCI医疗服务标准替代平衡计分卡，医院成立了JCI工作办公室。十多年来结合体制改革，医院运营中的标准意识明显增强，流程观念基本树立，对患者可及与连贯的服务基本形成。

通过"内引外联"实现与国际接轨

随着专科医疗技术的不断提升，全体同仁信心大增，信念更加坚定。但在管理上生搬硬套几个工具，与体制并不适应，于是国龙把配套改革的问题摆上议事日程。

国内医疗技术的最前沿在北上广、国际医疗技术的最前沿在欧美的现状短期内无法改变。但百姓患者希望不出当地就能享受到像上海第六人民医院和北京积水潭医院那样的专科技术，上海的百姓患者也期盼不出国门就能享受到与欧美发达国家同样的医疗技术、效率和被尊重的体验。

不少人都说欧美医院好，国内医院究竟怎么了？有条件的国人有病去国外看，花那么多钱，回国后也没有说上当受骗。

上海的医院怎么样，个别在其中工作的人也不关心。美国的医院怎么样，出国学医疗管理者由于对国情了解和阅历的局限性而无法准确说明。有些到美国进修的临床医生更是按个人有限的了解断章取义地传播一些不客观的东西。个别在美国医院进修过业务的专家、教授竟大言不惭地说他们对医疗市场、医院经营最了解。极个别人甚至只有一句话，以偏概全地认为美国社会好，医院也好。面对教条主义和经验主义，我们党委一班人从毛泽东同志《实践论》中“想要知道梨子的滋味，就要亲口尝一尝”的科学论述中找到了方向，即通过“内引外联”实现与国际接轨的战略。让中国也有“梅奥”，让宁夏百姓患者也可以享受到北上广那样的医疗技术和在美国合作医院那样被尊重的良好体验。

从内引外联到“新瓶装新酒”

建设国内外患者都喜欢的医院，光医生有技术、医院有设备还不行，需要理念、文化、体制、机制综合配套改革才能达成。

怎么办？只有不断否定自我才能超越自我。2013 年上海国龙医院开业，引进原美国杜克大学骨科教授陈隆恩做院长；2015年与美国优选集团实行中美合作；2016年进行相应的体制改革，实现内引外联战略。通过学习了解美国医院的管理模式，我们有了新的认识后，结合中国国情，在银川医院9.6万平方米的扩建中，请法国设计师设计工艺流程，由美方人员参与，制定“新瓶装新酒”战略规划，经过6个月的三轮全员模拟，探索出新的国际接轨体制并在新医院推广，从而迈上了改进患者体验度的历史进程。

在与美方的合作中，我们看到了北美共产党人白求恩的影子。通过再次学习《毛泽东选集》和《共产党宣言》，经与美方协商，形成了《白求恩式医务人员达标要求》，包括制度、流程、岗位描述。

我们把创造社会价值作为履行社会责任的源泉，这是企业得以迅速发展的关键。企业是国民经济的细胞，可以通过自身的价值创造产生社会财富，并对社会发展起到重大推动作用。企业要在社会中有所发展，必须不断进行革新以适应社会的发展趋势。民营医院由1994年确定的作为我国医疗服务行业的“补充”，发展为目前的“重要组成部分”，说明社会办医机构的地位和角色发生了重大转变，也为社会办医机构履行更多的社会责任提供了法律层面的依据和保障。国龙医院作为宁夏本地成长和发展起来的企业，通过在我国最发达的城市上海建医院及与美国优选集团深度合作，初步为自己的内引外联、“新瓶装新酒”战略打下了基础。

最后，表达一下国龙人矢志不渝的信念：

患者至上，慈善为本。
赋能同伴，永续经营。
业精于勤，勤则不匮。
国际视野，产业报国。

第四节　专科建设使医院有了品牌

放眼全球的商业实践，只要你的品牌能代表一个品类，不管这个品类有多小，品牌都是非常有价值的。反之，如果你的品牌代表不了任何品类，无论你的品牌有多大，都没有什么价值，最终难逃破产厄运。经营战略的终极做法就是开创并主导一个品类。

主攻骨科专业

民营医院选择怎样的经营模式属于纵向的战略规划，选择怎样的业务方向是横向的战术方法，二者的交点代表着医院的发展方向，特别是业务方向从某种程度上决定着医院的未来。

二十几年前我们对社会发展情况进行分析时，认为从医院数量和人均占有卫生资源的比例上来看，城市医疗资源是不缺乏的，缺乏的只是治疗某些专科疾病、医疗质量高、服务好的医院，在当地办一所骨科特色医院将会有很好的前景。同时，我们还注意到，创伤病人中有身份、有地位的人很少，而绝大多数是生产一线的老百姓。在 20 世纪 90 年代中期，公费医疗是少数国家干部和事业单位职工的福利，他们看病是有保障的；企业单位的职工由于企业的倒闭或者改制等原因，劳保医疗基本处于名存实亡的状态，企业职工看病也得不到保障；占劳动人口大多数的农民和进城的农民工及没有参保的城市居民，基本没有医疗保障，因伤病致贫的现象很普遍。而大医院追求的是经济效益，在业务发展上倾向于能挣钱的“高、精、尖”项目，对骨病及创伤这些容易发生且常常欠费的专科则重视不够。所以建设具有骨科特色的医院有发展前途，这正是民营医院进入和发展的良好机会。

1965年6月26日，毛泽东同志指出医疗“脱离群众……把大量的人力、物力放在研究高、深、难的疾病上，所谓尖端。对于一些常见病、多发病、普遍存在的病，怎样预防？怎样改进治疗？不管或放的力量很小。尖端问题不是不要，只是应该放少量的人力、物力，大量的人力、物力应该放在群众最需要解决的问题上去”。据分析发现，百姓患者需要的专科医院正是针对一些常见病、多发病、普遍存在的病，在怎样预防、怎样改进治疗、怎么康复上下功夫的医院。

从开院前的1996年5月下旬起，我和当时几位主要管理人员对办综合性医院还是办专科医院，是通过大量广告迅速提高业务量，还是稳扎稳打、慢慢发展等问题，展开了无数次讨论，甚至是争吵。经过几个月的认真调研和讨论思考，逐步形成了一个办院的理念，从加强专科基础知识、基本理论、基本操作入手，面向市场发力。初步把发展方向拟定为开综合性门诊，住院部则以骨科和妇产科为特色。最后确定了“院有特色、科有重点、人有专长”的医疗业务发展方向。

经过不懈的坚持和努力，医院逐步走上稳定发展的路子。1998年9月，我抽出4个月时间先后到全国著名的苏州医学院第一附属医院骨科和上海第六人民医院骨科观摩学习。学习期间，我和杨惠林教授、张长青教授建立了深厚的友谊，这两位全国知名的骨科专家和领军人物都先后多次来国龙医院进行帮扶，为我院骨科业务发展和二级学科建设发挥了很大的作用。1999年2月，骨科从大外科中分出，设立了独立的门诊和病区。在大骨科建设的思想指导下，一方面利用业余时间强化骨科基本理论学习和基本技能训练；另一方面选派医生到大医院的骨科进行专科进修学习。经过多年的艰苦磨炼，坚持搞单项突破的发展方法，国龙骨科的临床技术水平、学术能力等综合实力得到了快速提高，发展成了在当地受同行关注的学科。骨科逐渐进行二级分科。从2004年开始，骨科先后成立了创伤组、脊柱组、关节组、手显微外科组、足踝组、运动医学组、小儿骨科组、骨肿瘤与骨坏死组、骨科康复组和中医骨伤组10个组，各亚学科按照既定的目标向前发展。

随着人口老龄化进程加速，患病群体和疾病的结构发生了很大变化，这给健康社会建设提出了新的挑战。具体到骨科领域来看，先天性畸形已经明显减少，高能量损伤也越来越少，接踵而来的是老年退变性疾病和骨质疏松引起的低能量损伤（骨折）。这些患者年龄大，各个重要脏器都存在不同程度的高负荷或局部病变，麻醉风险高，采用骨科传统治疗效果不好。针对以上问题，我们结合ERAS的应用，开始调整专科发展战略，实行供给侧改革，加强对老年骨科和内科麻醉科的建设，从多种老年基础疾病的围手术期处理入手，各科联合攻关（MDT），有效应对病种结构的改变。

2010年开始，通过在中国发达城市上海建设医院，了解并找到宁沪在社会医疗方面的差距。借助上海国龙医院这个平台，开始与美国四家知名医院和100名医生组成的优选医疗集团（PreferUS Healthcare）进行合作经营。2015年与美国优选集团进行全面战略合作，签署为期8年的全面战略合作协议，选派86名医生、护士及管理人员前往美国进行培训和交流，进一步了解宁沪美各自医院的特点和相互之间的差距。目前除中医骨伤外其他每个亚学科都至少有2名骨干医生赴美进修学习过，为国龙医院的快速发展起到了积极推动作用。2018年，国龙医院又与美国优选集团签署了深度合作协议，就合作交流、人才培养、资源管理等方面进一步展开合作，部分管理团队成员担任我们的外方CEO、CNO，每年有25周常态化参与国龙医院的工作。

国龙医院骨科特色经历了从无到有、从小到大、从低到高的一个发展历程，目前已经成为医院的核心竞争力。骨科特色之所以能够创建成功，我们最主要的体会是抓住了关键问题并处理得比较好，对认准的路能够长期坚持，对看准的事能够反复做。

妇产科的建设

妇产科是我们另一个既定的专科特色科室，但由于20世纪90年代卫生行政主管部门不允许民营医院开展产科诊疗项目，医院始终不能开产科，致使发展妇产科的计划一直无法实施。2001年银川郊区保健向社会公开招聘租赁人租赁经营，可开设妇产科业务。通过公开招标，最后郊区政府选择了标底并不是最高，但社会形象及群众口碑好的国龙医院中标。

妇产科是一个高风险的科室，需要有高度的责任心、过硬的技术、优质的服务、科学的管理。首先选了一位责任心很强的学科带头人掌舵。在众多的候选人中，选择了一位有思想、有工作激情、熟知医院文化、综合能力强的妇产科主任。二十多年来国龙妇产科尤其是产科奇迹般地发展为银川地区产妇量最大的产科之一，这充分证明选一位德才兼备的学科带头人的重要性。其次是不断提高服务质量。通过经常性的强化学习和技能培训，让每个人都能把常见的病种诊治原则和各种常规操作规范地用于工作实践中，不断提高服务质量。再次是解决人才瓶颈问题。妇产科的快速发展和业务量的大量增加引发了医院技术力量缺乏的瓶颈问题，在解决这个问题的过程中，把医生送到国内著名医院的妇产科进修，组织医务人员到发达地区进行短期观摩和参加学术活动，提升一线医生的专科医学理念。最后是常年聘请国内外一流妇产科专家定期指导工作。我们不但聘请了宁夏医科大学的妇产科专家作技术指导，还长期聘请北京协和医科大学专家、上海著名教授定期来医院指导工作、网上会诊，确保妇产科在诊疗中始终保持技术上的高度。

科主任与专科建设

国龙医院为什么感到医院科室是最佳的学习单元，这是因为在实践中发现，社会要进步、企业要发展、员工要进步，这是硬道理！民营医疗作为社会的一个细胞必须同步发展，而发展的基石是员工。要让员工在实践工作中人人都能完整准确表达自己对每一个疾病的思考，通过讨论形成共识来建立信心，克服“民营哪能做强”的心智障碍，在实现自我超越中视彼此为工作伙伴，达到共同携手冲破团队隐形墙的效果。同时，医学教育中的师带徒是主要的手段之一，今天老师指导学生，将来学生会比先生更高明。这是事物进化的客观规律，也是医院发展的必然趋势。所以，只有正念的科主任，才能不遗余力地坚持用国际品牌专著和杂志上介绍的技术和方法接诊病人，才能确保患者能用上国际标准诊断、分型、选择治疗方案、评定康复结果的服务，才能抓技术、建品牌、形成科室文化。

实践证明，每一个特色品牌科室建设都是一种价值观的胜利，要让员工感到自己在愿景中。科主任第一步要思考自己准备做哪些改变现状的挑战；第二步要了解别的科室、医院、社会是怎么做的；第三步要了解自己团队中的关注点、优劣势、动力和潜能；第四步要保证人人承诺于愿景；第五步要学会到该学习的地方、领域、人群中学习，这样才能创造令人满意的结果。因为每个创新都蕴藏着摸索、探寻新方法和首创的机会，所以说，民营医院单纯用投资和金钱不容易建成品牌科室。

推行主管医生负责制

青年医生是医院持续发展的希望所在。医院通过实行严格的岗位培训、国内外学习为年轻医生营造一个良好的学习和工作环境，推行主管医生负责制（Attending Doctor），即硕士毕业后再订单式培训 6 年，培养出一批批德才兼备、具有国龙医院文化特征的主管医生。

第一年补足基础知识，读完 50%的专著，并完成规定的译文。在优秀医护人员现场指导下进行肌肉注射、静脉穿刺、静脉输液、吸氧、插胃管、导尿、气管插管、腰部椎管麻醉、消毒等项目的操作演示。自己会标准地洗手消毒，能静下心来搞清楚每个病人完整准确的病史、完整准确地写出病历、及时完成医疗文书，达到完整、准确地管理病人的水平。自己管理的病人能用国际化的临床思维来处理。

第二年在完成第一年培训目标的基础上，完成规定的理论学习任务。进行拆线、换药、专科查体、铺单、暴露、止血、打结、缝合培训。与上级医生讨论共同确定自己的亚专科方向。

第三至第五年在完成第二年规定的任务后，内科系统在上级医生带领下，能用国际标准独立、规范地处理门（急）诊病人；各项记录规范、及时、完整、准确；能独立抢救危重病人；成为合格的实习医生、下级医生的带教老师。外科系统进行独立、准确、系统的围手术期处理；能帮助带实习生和下级医生工作；每年完成 2—3 级手术 150 台以上；管病人 250 人以上。

第五至第六年成为总住院医师。具备国外独立执业的品德、知识、能力，国内或国外进修结束。在取得中级职称（博士需取得副高职称）后，达到独立执业能力。提出申请，被医院聘为主管医师后，独立执业。

医生强则医院强，“强”的医生并非自私的独行侠。要有初心使命、患者至上、有格局，能尊重他人、团结同事、听取别人的意见和建议、组织协调本人工作涉及的方方面面。更高的目标是能模范地做白求恩式科学家医生，向国之栋梁甚至院士方向迈进，成为终身学习进步的典范。

第五节　搞好宁沪融合发展

人类学家弗郎茨·博厄斯提出“文化眼镜”的概念，即人们往往看待自己的家园时，会戴着“眼镜”。这种“文化眼镜”使别人一眼看明白的自己问题而自己往往看不到。

宁夏是民族贫困地区，通过扶贫为我国全面实现小康扫尾。宁夏的扶贫实践反映了各个不同历史阶段对贫困的原因、定义、内涵、认定以及脱贫目标的相应变化，体现了民族贫困地区在党的领导下从站起来到富起来的跟随过程，表达了民族复兴大潮中一个少数民族都不能少的伟大成就。上海是我国引领潮头的改革开放前沿，通过先行先试，体现人们对2035年基本实现社会主义现代化，解决人民日益增长的美好生活需要和不平衡、不充分的发展之间矛盾的期盼。因此，宁沪两地融合具有很大的发展空间。

艰难的探索

在建院十周年时，我们体会到在中国民营医院专科技术也能达到三级教学医院的水平。2008年开始学习推行JCI理念，当时促进了银川国龙医院各环节质量的根本提高，由此增进我们对生命前沿学科国内看北上广、国际在欧美的认识。后来通过在大连、青岛、深圳、上海等地反复考察论证，2010年通过两次董事会最后决定在上海再创立一所国龙医院。在银川办院的基础上，通过深入细致的市场调研分析，形成了更高层次的独特理念，即上海国龙医院经营指导思想。上海医院开业后，通过聘请原美国杜克大学骨科研究所所长任院长的实践和到香港大学学习，开始对欧美医院有了初步的认识。2014年与美国优选集团合作成功，让我们心中的目标更加明确，完成了内引外联的实质性步骤。

第一步是“宁帮沪”。就是在前六年，宁夏骨科亚专业自主经营上海骨科亚专业的发展，两地分两个教练，一个负责宁夏带教，一个负责上海市场适应与拓展，全面提升自己，轮流进行。到第十年前后逐渐形成以上海医院为龙头的同行信赖、有市场份额、对人才有吸引力的国龙骨科。第二步是“沪牵宁”。即用上海以现代发展引领为要，在国家政策引领下的不断创新和出彩的文化，替代西北以农唯稳、扶贫殿后为要，只求不掉队、能跟随即好的心态。也就是实现国龙人由能看懂、会评价到创新引领的转变。再通过骨干医生调整目标，从基础做起搞二次创业，充分利用上海一线城市的优势，使医教研综合实力全面提升，为国龙骨科探索出更加宽广的发展之路。通过两步走将把国龙人的思想观念从西部“国龙”逐渐延伸到东部“国龙”的境界，为早日建成民族品牌医院奠定基础。

感知上海社会文化

我从小就觉得上海有一种神秘感，就读的宁夏医学院（现为宁夏医科大学）正是上海铁道医学院搬到宁夏与宁夏大学医学系合并重建而成的，原铁道医学院老师的工作作风使我对上海城市文化有了一种憧憬。

1996年银川国龙医院开业，1998年下半年我就到上海六院学习了6周。后来感到只是送人到北上广开展短期进修是不够的，品牌医院建设需要全方位观察、学习、践行上海文化，继而学习、践行上海医疗文化。上海国龙医院开业之初，就向员工提出“接待病人要听得懂甚至会说上海话，要做上海市的合格市民，争当上海市优秀医务工作者，建设上海市级优秀专科”的目标。2020 年，我们骨科 810 多台手术中三四级手术占 79.8%，并且绝大多数为上海患者。我们在不断学习改进中，慢慢地被上海接纳。

在 8 年多的学习工作实践中，感知到上海的城市综合文化资本，包括卓越的禀赋资源、丰厚的文化底蕴、完整的工业门类、充沛的人力资源、国内外难以量化的文化影响力，形成了全球视野下的、国家允许的、自律法治下的敢想敢干的政治、商业利益最大化的文化特点。

上海 1843 年开埠时人口约为 20 万，1900 年约为 100 万，1930 年公布“大上海计划”，1949 年约为 540 万。现在上海生活着 2 480 多万人，其中 1 030 多万是非上海户籍，还有 20 多万外国人在这里工作。上海是全球科学家最希望工作的城市之一，是全球各地美食的聚集地，是咖啡馆最多的中国城市。

上海这座特大型城市里体现着多重集聚叠合。其中最基本的是产业集聚、人口集聚、财富集聚，多重集聚激发出分工细密、技术创新、产品卓越。在创造与创新概率高、增速快的内核里，是各种各样的章程、规则、规矩、纪律等法规法制系统在约束与维持。

上海每次转型与跨越，都是全球思维下的当地行为，即眼观世界风云，脚踏中国实际，看清上海特色，深思熟虑，谋定后动，逐渐形成了“三纲九目”的城市品格，即开放——通畅无碍、多元竞争、自律法治，创新——崇尚科学、向善尚美、精进无疆，包容——尊重差异、守望相助、美人之美。

在上海工作生活的国龙人经过多年的观摩学习，由此向自律与诚信、文明与守法、共享与共治、转型与担当的目标努力着，期盼着与上海人携手并进。

上海医院文化

上海是全国最早开展医院文化建设的城市之一，上海医院文化建设经历以形象文化为特征的导入期、以服务文化为特征的发展期、以管理文化为特征的推进期和以精神文化为特征的深化期四个阶段。上海通过系统思考、设计、推进医院文化建设，对深化医药卫生体制改革，提升卫生事业软实力，打造医务人员"精气神"起到了积极作用。

以形象文化为特征的导入期。20 世纪 80 年代中期以来，上海医院为了寻求发展，纷纷引入企业文化的理念，普遍开展了医院文化建设活动，如开展院庆活动、总结院史、撰写院志、筹备院史陈列室、设计院徽、提炼院训、谱写院歌等。大部分医院有院志、院徽、院训，不少医院立有医学人物塑像。进入 21 世纪后，上海开始新一轮的医院建设和改造，一大批现代化的病房大楼、门急诊大楼拔地而起，全市 240 余家社区卫生服务中心全部进行标准化建设，在这一过程中，医院引入标识导向系统、视觉识别系统，使上海医院整体外部形象焕然一新。

以服务文化为特征的发展期。20 世纪 90 年代中期，结合上海城市"一年一个样，三年大变样"，上海努力建设医院服务文化，在全市推广了东方医院"导医服务"、泗塘医院"开放式服务"、仁济医院"唱药服务"、同济医院"画、字、绿"三进病房、瑞金医院"蓝帽子服务队"、浦东新区人民医院"计算机明码收费"等服务新模式，加快转变服务理念，主动贴近社会需求，服务文化建设的新载体层出不穷。特别是结合举办世博会，上海卫生系统推出100个世博服务品牌、“三化”(规范化、人性化、精细化)文明服务二十条等一系列服务举措，并开展“学名医大家、树行业形象”行业精神大讨论等活动。医院服务文化建设空前活跃，医疗服务水平明显提升，医院行业在全市五次迎世博文明指数测评中均名列生活服务类行业前三位。

以管理文化为特征的推进期。医院文化是与现代管理理念相适应的文化，“人管人，管死人；制度管人，管僵人；文化管人，关注灵魂，管活人”。文化传播使医院文化品位个性化，医院运用多种手段提升内涵，现代传播意识普遍得到强化。门诊关怀式服务使就诊过程更加人性化，让病人感到“舒适”“便捷”“温馨”，这已成为医院不断追求的目标。网络连接使就医流程简约化，管理模式从垂直化结构向蜂窝状结构转变，形成全方位的动态管理格局。卫生系统文明单位创建、和谐医院建设、医德档案制度推广等，都充分展示了管理文化建设的成果，进一步推动了医院文化的深入开展。

以精神文化为特征的深化期。精神文化管理是最高层面的管理，倡导尊重、关爱、依靠员工，采用表扬、肯定、激励等方式提高员工积极性。医院精神文化是在正确的核心价值观引导下，建立起来的一套文化价值观体系。通过确立职业精神、培育医院之“魂”，提升员工素质、强固医院之“本”，培育先进理念、营造医院之“气”等活动的开展，在完善顶层设计、建设“管理者文化”、凝练核心价值观、培育职业精神、实施品牌战略、提升医院软实力等方面有了质的提升。

这些珍贵的文化特点如果没有大上海的文化氛围将无从谈起。

国龙医院融合文化

当年国龙人是在几乎不了解医疗市场的状态下，进入医疗产业的。当初只知市场大，不知市场如此复杂，更不知竞争对手如此强大。走上这条道路，就必须破釜沉舟，要么沉没在汪洋大海中，要么强大到有自立的能力，没有第三条道路可走。这几年医疗投资风起云涌，竞争还在加剧。国际医疗市场的竞争也在上海等地出现了端倪。未来10年将是中国民营医疗发展最难的时期，仅占市场资源份额20%左右的2万多家民营医院，短期内跟大型医院专科竞争的能力难以形成，而对医疗市场边角料（低端小病）的竞争十分激烈。如果没有人才和正规医院的运营实力，是难以度过这几年的。上海大医院垄断日趋严重，外国投资者也不惜一切代价继续抢夺中国这个当前世界上最大的、发展最快的市场。而国内投资者用资本市场规则论英雄。凡此种种，将面临诸多挑战，但急于求成是不行的，增强理论自信和战略定力，还得从医教研基础开始全面做起，广泛吸收国际医疗领域的最新研究成果，虚心向国内外优秀医院学习。在独立自主的基础上，开放合作，用国龙人卓越的医疗服务自立于宁沪两地医疗列强之林。没有下一个10—20年的再次卧薪尝胆，不实事求是地办医院，不从基础做起，不从根本抓起，实现医教研的全面提升，美梦最终是黄粱一枕。产业报国，是我们今后10—20年的曙光。

面对2035年基本实现社会主义现代化的国家远景目标，国龙医院要逐步实现“两个转变、一个提升”，即员工队伍向优秀的人才团队转变、医院向宁沪有影响的民族品牌转变，服务从两个满意度向两个体验度提升。不求社会关注度，但求患者体验度。

上海浦东看重新设立企业的要素：一是对产品和技术的研究开发能力，而不是自己搭车赚钱的能力；二是带动当地企业共同努力搞好产品设计、生产、质量、服务，看重的是融入社会的能力；三是为本公司员工成长提供业务、领导力的培训，为客户提供技术和管理培训，看重的是促进社会发展的能力。

在上海办患者价值创造型医院，目标更明了，信念更坚定，道路更顺畅。

第六节　发挥党组织的领导核心作用

在民营医院推行党委领导下的职代会、股东会、医生集团形成的权力层，董事长、CEO 形成的经营班子，纪检委、监事会、PLC 形成的监督层，共青团、妇联形成的群众组织协调运营，是民营医院与众不同的创举。这种管理模式能不能运行，效果又如何，当初受到不少怀疑。至于别人会怎么看、会怎么说我们不管，国龙医院就是依靠党组织的领导，不但获得了发展，并且与国际接轨了。

建立健全党组织

我本人是一名受党组织教育培养多年的共产党员，医院初创时期就有把党组织建立起来的想法，直到 2000 年多方申请之后才建立了党组织(党支部)。当时党员老板不能任支部书记，所以第一任书记是总经理兼任。到党的十六大后我才任支部书记，后来任总支书记，现在党员增加经批准后任党委书记。

医院推行党委领导下的分权运行管理机制，可以说是实践的结果。医院在创建的前几年，企业一直处于亏损状态，我拼命工作为员工想办法找工资，当时员工年轻人占绝大部分，有生活费后他们对其他事关心得不够，而退休的老同志根本不理医院的事，好像医院的生存发展是老板一个人的事。在迷茫中，我反复研读《毛泽东选集》和《共产党宣言》后慢慢感悟到，你自己想干一项惠及广大老百姓的事业，只有个人的理想是行不通的，要依靠组织力量，这个组织要有灵魂、要有大目标。因为组织（群体）有两种类型，一种是异质性的无机组织，没有主义、没有纲领、只有利益，尤其在遇到地痞流氓纠缠和企业发展无助时，突然明白为什么个别老板竟与黑社会同流合污或合谋赚钱，而且还对政府发牢骚。第二种是同质性的有机组织，这种组织不管规模大小都要成为社会组织，为社会作贡献，那么目标就大了，立意也就高了，纲领就容易制定了，组织内人心也就齐了。

放眼全世界，中国共产党是全心全意为人民服务的政党，没有小团体的利益。跟随共产党干事业，目标远大，情怀高尚，人民拥护。自己只有紧跟共产党，带领全体员工走在党领导的中国医疗卫生队伍里，才会前途光明，士气高昂。为坚定自己的政治信仰和号召力，通过股份制解决了家族金钱利益的问题，从根本上纠正单纯用时势（老板）权力管理医院的倾向，实行党组织领导下的分工合作管理模式。

强化党的领导核心作用

民营医院党组织的领导力要体现在落实得很好的管理工作上，把党的领导与行政管理分开，那是形而上学。管理者如果只管理不领导，组织就会缺乏凝聚力；而领导者如果只领导不管理就会出现与实际工作脱节，也无法实现真正的领导。所以说各级党的领导一定是一线领导管理工作者。

从医院建立党组织开始，首先推行党支部领导下的董事长负责制，其后逐步完善为党组织领导下的权力、运营、监督、群体组织并行。党的领导是具体的，发挥着把方向、管大局、保落实的作用。

具体讲就是把政治方向、经营方向、创新方向,管重大决策、重大责任、员工教育培养,保任务落实、监督到位。

坚持党组织的领导,不仅体现在医院的机构、体制、制度等的设计、安排、运行之中,更重要的是体现党的宗旨和国家意志。

1. 患者至上。民营医院为谁服务?高端特需为富人服务在大型或超大型城市还有点市场,但这些人真正有大病还是选择去有技术的大医院甚至国外医院。按照毛泽东同志一切为了人民健康的教导,国龙医院选择为百姓患者做专科大手术、诊疗内科急重症的服务,这样的病人就是当下感到看病既难又贵的百姓患者。而这些年最不满意的也是百姓患者,所以选择做百姓患者医院虽然技术难度很大,但市场前景同样更大,也会走得更远。所以,我们通过唤醒员工内心深处的同理心和责任感,让来国龙医院就医的百姓患者不出国门就能享受到像欧美发达国家那样的医疗技术、效率和被尊重的体验,实现产业报国。

2. 员工当家。一所有技术的民营医院不需要高高在上的领导者、刚愎自用的管理者和目中无人的医生,也不需要分我们、你们、他们,这是个大的系统工程,从 26 年前医院就没有创始人的家人和亲戚。二十多年前创始人家庭放弃经济利益,把利润用于医院发展、人才培养、教学和科研,又给骨干员工赠股,真正实现集体所有制。在管理上倡导员工平等,人人都可以参与医院的管理和岗位竞争,只要你热爱事业、努力工作,就有机会竞聘上岗担任医院党委书记、董事长和法定代表人等核心职务。更重要的是,坚持依法治院,通过全员人人守法,让全员相信大家尤其是领导也守法。

3. 团队精神。首先要建立员工信仰共同体,即马克思列宁主义、毛泽东思想、邓小平理论、"三个代表"重要思想、科学发展观和习近平新时代中国特色社会主义思想,要把坚持中国共产党的领导植根于心，把中国医疗工作当作使命，把国龙医院的工作当作事业。其次通过抓纪律落实，防止个人英雄主义、拉山头、搞派系的系统撕裂，铲除私心杂念、歪门邪道、腐败堕落的滋生温床，增强各负其责、精诚团结、大力协作的团队精神。

4. 技能培训。医疗行业近些年来暴露的问题，除了为谁服务和医疗作风的问题，最严重的就是应试教育加扩招使临床教学计划得不到很好落实，毕业生实际工作能力下降，缺乏临床思维和实操能力。国龙医院采取的方法就是早动手、自力更生，2000 年就开始“三基”“三严”的培训；近些年又从带教老师的培训入手，成立医院职工培训学院进行实操和模拟培训；2016 年开始随着员工英语水平的提高，除分批送骨干去美国进修外，每年还请美国专家来宁沪医院进行基础培训，向国际接轨迈进。这些脚踏实地的培训成为实用技术、操作、医患沟通、运营等各项工作发展的基石。

5. 创新文化。民营医院不创新就是退步，包括思想认识、医疗技术、管理体制、运行机制、管理工具的推广和应用等。思想认识包括对行业和职业的不断学习和认识，达到懂医院、知患者。不要抱怨中国医疗环境不好，更需要把抱怨中国患者素质低的对立心态转变为感恩患者以生命相托养育我们的恩情。要知道民营医院发展的外因是国家给了政策，而很重要的内因是医疗技术和专科临床创新的能力。管理体制上由规范运行转变为新医院建设，又从新医院建设转变为新体制的推广，通过把党的领导有机融入其中，确保我们不忘初心、牢记使命，推动事业稳步发展。

6. 慈善模式。积极响应党和国家的号召，开展志愿者服务和爱心救助活动。2010 年，国龙成立宁夏国龙慈善基金会，旨在“弘扬中华民族扶危济困的传统美德，发扬人道主义精神”。基金会通过实施“国龙爱心助残项目”，免费为贫困老年人、残疾人治疗骨病，资助医学贫困生，帮助基层骨科医生再教育。随着各项慈善项目的推进，再加上引导员工捐款，对净化小流域社会环境起到积极的作用。

发挥党员的先锋模范作用

国龙医院的骨干排序是党员、医生（技术干部）和管理人员。现实工作中，成功的关键在于建立一支优秀的团队，而这个团队的性质往往助力企业的成长、创新与发展。民营企业党组织不是脱离实际地搞搞活动，甚至庸俗地过节吃吃饭。在企业进行团队建设时，有些老板老想培养自己的骨干队伍，按圈子定远近，甚至还用封建社会常用的联姻等手段，很容易搞成笑话。我本人是个老党员了，也不能肯定每个党员都有过人的绝活或舍生忘死的大无畏精神，但他们一般内心阳光、要求进步，在遵守国家法律法规的基础上，大多希望能为社会多作贡献。这个时候你按党员标准、党员义务要求干工作，只要他们认为你是救死扶伤，干人道主义的崇高事业，不是谋私利瞎折腾，那么就是同路人。只要理想一致，工作的事就好办了，党内开展批评与自我批评也就真诚了、有效了、团结了，所以说在大型民营企业搞党组织建设很实用。

党组织是由党员组成的，没有一定数量的党员无从谈起。建院初期，我们在招收员工中注重党员优先，在应届毕业生中同样党员和学生干部优先，在发展党员中，注重把能人培养成党员，把党员培养成能人。多年来党员已超 150 名，占职工比始终在 12% 以上。

从某种程度来讲，党组织的权威性和领导核心作用，是靠党员的先锋模范作用来体现的。我们现在把党支部建在了科室，通过创新各种活动，让党旗始终高高飘扬在每个人的心中，让那种强大的仪式感，对人的潜意识牵引，最终达到对人的灵魂深处的长久影响和洗礼，也使我们的每一位党员都能发挥“聚是一团火，散是满天星”的模范带头作用。

建设团结民主大平台

民营医院最大的生命力在于，老板不是灌满一桶水，而是点燃一团火，领导者的力量来自员工的跟随与拥护。坚持党的领导，求团结、讲民主，就能防止政治腐败、经济腐败、医德堕落，克服前进道路上的一切困难和挑战。

建立团结民主平台工程有三大原则。一是通过建立信仰共同体来树立崇高理想——坚持以习近平新时代中国特色社会主义思想为指导，坚持中国共产党的领导是新时代统一思想、凝聚力量的根本。通过党委领导下的各模块分工负责和把党支部建在科室，充分加强与基层员工的联系，加强对任期制的其他管理人员的监督检查，指导、支持和帮助他们搞好工作，保证全心全意为人民服务不走样。二是通过信念共同体来践行依法治院——有法、执法、信法（自律法治），克服官僚主义造成的互不关心、不平等和评价、分配上的不公平，建立良好的上下级关系；达到有法、依法、执法，使大家感到人人（尤其是多级管理人员和领导干部的）守法。三是用白求恩精神建立行为共同体来实现与国际接轨。欧美医疗文化具有当代先进性无可置疑，实际上我们的现代医学文化一方面是西方传教和留学人员带来的，另一个重要方面就是白求恩带来的，而共产党人白求恩表现的医疗文化符合我们的国情。毛泽东同志八十多年前就将白求恩树立为我们的榜样，在今天更需要进一步发扬光大白求恩精神。

建设团结民主这个大平台，关键是解决好人的问题。作为党委书记，在听取各方面意见时，不要相信不承担责任者的观点，不要拥有了权力却抛弃了公平，不要把问题搞得很复杂而又没有解决思路。个人官僚、封建主义思想严重，老想做人上人；政绩平平、跟不上团队步伐、工作不专注、抵制企业核心文化；不能广泛地团结人、不会协调工作，对有这样表现的干部要及时进行诫勉谈话。自认为比任何人都有能力、有见识，听不进意见；对自己工作不足或缺点没有丝毫的退让，怕威胁自己一手建立起来的虚假政绩；自私、固执、不担当、推责任，对有这样表现的干部要立马进行调整。能接受并尊重每个员工普遍出彩的现象，甚至甘作出彩者的人梯；遇到困难，能从党性或从工作出发考虑问题；内心阳光、吃苦耐劳，有担当、忍辱负重；能清醒地认识问题、坦坦荡荡地认识错误；能认真调研、礼贤下士、不抢功劳、不拉帮结派；能排除工作中的各种干扰，激发出本人发挥潜力的激情，对有这样表现的干部要进行重点培养或委以重任。

建设平台需要科学选任干部，基层用做事来看才能，观察的是责任心；中层用做事来看德行，了解有无进取心；高层用做事来看胸怀，展现其事业心。高层要依靠基层、中层要帮助基层、基层要社团化，来达到共生、共存、互帮、互助。

第七节　让白求恩精神在实践中落地

白求恩大夫是名共产党员，他全心全意投身于共产主义医疗事业。早在美国治疗肺病时，他就发明了肋骨剪等医疗器械，还亲自做临床实验，有效地提高了肺病治疗效果。可是，他发现在美国外科技术的进步，并没有阻挡住肺结核病人的增多。原来“富人有富人的肺结核，穷人有穷人的肺结核”，穷人没办法享受到医疗进步的成果。他觉得，社会要改变医疗制度，把医疗直接送到人民当中去。他为此思索、探索。1935 年，他作为加拿大医学界代表到苏联参加国际生理学大会，见到那里的社会主义医疗制度有效地减少了肺病发生率。他认为这就是一种人人能够得到平等医疗机会的制度，并由此倾向共产主义。可见共产主义的精神是一种有责任、有担当的精神，是致力于社会进步和帮助人民群众过上幸福生活的精神。因此毛泽东同志在《纪念白求恩》一文记叙了白求恩同志为了帮助中国的抗日战争而不幸以身殉职的感人事迹，高度评价了伟大的国际主义战士白求恩同志崇高的共产主义精神，号召向白求恩同志学习。

国龙医院建院时考虑到医疗质量是医院各项工作相互配合所取得的医疗效果的集中表现，是不能用孤立冰冷的指标进行评价的，为此明确提出要听党话、跟党走，以白求恩为榜样，做百姓患者心目中的好医务工作者。据此确定抓常见病、多发病的医疗质量，在医德医风上狠下功夫，牢固树立患者至上的观念，努力改善服务态度，建立良好的就医环境，以合理的收费赢得患者的信任，不断提高患者满意度等方针。

在后来的医疗质量管理过程中，先解决为什么管理的问题，然后才能考虑怎样管理的问题。对民营医院来说，有灵魂的医疗质量评价与管理既是医院自身建设和发展的内在需要，更是医院向病人负责、实现社会使命的必然要求。其实医疗质量的标准和好坏主要是由病人的期望和感觉决定的，为此医院要努力做好六项工作。一是千方百计地不断提高患者满意度，欧美发达国家的优秀医院近些年都在向体验度转变。二是想方设法地保证患者的医疗安全。三是通过特色或专科建设确立自己的品牌效应。四是通过战略性的人才培养措施建立适合自身文化特点的团队。五是狠抓环节质量。六是持续改进或创新整体服务的内涵。其中患者体验明显、持续难度大的工作要数环节质量的可及与连贯性。

环节质量管理工具的演变过程

虽然医院有灵魂，但医疗质量是个比较难以表述的概念，一般分为三大部分。一是医疗质量，这是医院工作的核心；二是服务质量，这是提高病人满意度和降低病人不满意程度的主要环节；三是管理质量，这是医院提高效率、满足病人需求的关键部分。

国龙医院在质量管理的实践中，早期用过 ISO9000 质量标准、平衡计分卡，试图建立一套科学的质量管理体系，其核心内容是以顾客为中心，强调预防为主、过程控制和持续的质量改进。这些管理体系对提高医院管理水平有很大帮助，但整个体系比较繁杂，不易操作，有“为管理而管理”的感觉。国龙医院也用过临床路径(Clinical Pathways，CP)，通过严格工作顺序、有准确时间要求的照顾计划，减少康复的延迟及资源的浪费，使服务对象获得最佳的医疗护理服务效果与过程体验。

2007年，我们开始接触JCI医院评审标准和ERAS。其间主要制定了质量改进、医疗安全、院感控制、设施管理、部门管理、信息管理、员工教育等方面规范的流程及标准，以及患者出院的健康教育和随访等方面的程序和标准。通过对一线工作各种关系的理顺和考核检查，不断发现工作中的实际问题，逐步建立连续性的工作流程，纠正医院科室之间不协调和医务人员工作不主动等引起的对病人诊断和治疗不及时、平均住院日过长、医疗费用增加等使病人不满意率增加的问题。比如对病人投诉住院时间过长的问题，我们通过调查研究，分析其原因，提出两种解决办法。其一是病人因素，主要取决于疾病诊治的难易程度和医生的技术水平，解决的办法是加强对人才的培训；其二是医院因素，主要取决于病人诊疗路径是否通畅，解决的办法是对各辅助科室医务人员的工作效率进行培训，然后在各科室张贴服务标准和时限的承诺，接受病人的监督。

在JCI应用中，我们又适时制定了发展纲要。把医院的战略管理、体制改革、文化建设和效率提高有机地结合在一起，将个人职业规划与医院的发展方向联系在一起，从而使员工有一个稳定的工作状态和可预见并持续发展的未来。由于这些措施注重医疗安全、环节质量及持续改进，有效防止了单纯追求工作量的短期行为，从而培养员工着眼长远的诚信品质，改变员工的个人行为，全面提高环节质量和员工业绩，增强员工的自觉意识、责任意识和大局意识。

形成白求恩精神的达标要求

由于我们提前用JCI，又用ERAS和DRG理念对医院进行了调整，体制上也有了改进，与美国合作时感到比较方便顺畅。

2014 年，我率先去美国合作医院观摩领会他们的体制和运行机制，与他们各部门的管理者反反复复进行沟通，形成初步的框架后又与其创始人沟通调整，最后形成国龙的体制构想。回来后在全员中学习讨论，2015 年 3 月形成新体制，6 月开始进行改革实操。中间遇到很多问题，其中员工年终总结和考核问题，只是理解成让基层搞，但由于文化的差异造成对考核的理解不同，没有具体标准，也没有具体方法，结果是科室把考核变填表。

在新体制推进中，反复学习、模拟推演、一点一点地改进固化，创新了不少方式方法。如在推广医护交流工具 SBAR（现状—背景—评估—建议）和 AIDET（问候—介绍—过程—解释—感谢）过程中，为了便于区别学习，分别编排两个小话剧反复演示，收到了事半功倍的效果。

群策群力不断改进是另一个特点，在 SBAR 应用中医生感觉到缺乏对康复情况的沟通，就加上了 RXXXX，把 SBAR 变成 SBARr。AIDET 在应用中不符合中国人的习惯，就在前面加了 CXXXX，即 CAIDET。这样一来中国人感觉不生硬了，美国朋友觉得我们丰富了这两个单词的意义。

在与美国有关医疗机构的合作中，派去进修的每一名员工，回来都要进行学习见闻的汇报，美方专家也给我们带来 JCI 践行者难忘的身影。我也常常把他们跟白求恩联想在一起。其实一开始我并不以为然，因为学习毛泽东同志“老三篇”时自己年少，只是片面机械地完成背诵的学习任务，工作后社会上已经越来越少有人提及“白求恩”这个名字了。从发达国家学习回来的人没有了解其独特的医院文化，往往说那里的医务人员干好工作给工资就行了，从来没有人提及白求恩。甚至还有人贬低白求恩是个游手好闲者，在欧洲参加了一战又来亚洲参加二战。

为了进一步了解白求恩精神，我再次学习了《共产党宣言》，通读了《毛泽东选集》《白求恩援华抗战的674个日夜》《美国医院管理》《向世界最好的医院学管理》《精益医院》《医生的修炼》等著作，领悟到白求恩这位伟大的国际共产主义战士身上表现出来的欧美共产党人的医疗文化和崇高精神。

白求恩是加拿大共产党员，他是科班培养的医生，是北美胸外科协会5个理事之一，是一个地地道道的有诊疗技能的现代医生。他是国际共产主义战士，受美国共产党的派遣来到中国，来到红色延安，后来到晋察冀根据地，他把生命献给了人类解放事业。

纵观白求恩大夫的一生，他是一位崇高的医生，对工作极端负责，对技术精益求精；一个外国人，以毫不利己的动机，把中国人民的解放事业当作他自己的事业。这种共产主义的精神，是值得每一个中国共产党党员医生学习的。毛泽东同志在1939年12月21日写了《纪念白求恩》的悼念文章，深刻分析、高度概括和评价了白求恩医生的精神品质，号召全党以白求恩同志为榜样，学习他的国际主义精神、共产主义精神；学习他对工作极端负责，对人民极端热忱，对技术精益求精的精神；学习他毫不利己、专门利人、毫无自私自利之心的精神。毛泽东同志指出，一个人能力有大小，但只要有了这点精神，就是一个高尚的人，一个纯粹的人，一个有道德的人，一个脱离了低级趣味的人，一个有益于人民的人。

站在当下，回顾数百年的世界历史，大家比较一致的认识是，早先东方与西方各自发展，16世纪后开始接触，先是各自款步而行，继而都加速前进。到了20世纪中后期，由于现代运输、网际网路、跨境旅游等不断发达，不同社会分享的共同点越来越多，全球化进程不断深化。

医疗技术也是如此，它没有政治性，全球化背景下患者分享的共同点越来越多。政治性是指使用者或者说所有者的政治属性。在白求恩生活的那个时代，他看到在美国医疗技术进步成果不能公平地让民众分享，就大声疾呼："医疗应当增进亿万人的健康，而不能只为少数人服务！"他来解放区是为中国共产党领导的反法西斯的正义战争服务。1965 年 6 月 26 日，毛泽东同志有感于农村缺医少药的现实，发出了振聋发聩的号召："把医疗卫生工作的重点放到农村去。"这是一脉相承的共产党人理念。

马国庆同志当年在原沈阳军区总医院调研时，一位住院老首长说："白求恩精神是离老百姓最近的精神，因为他关系着每个人的健康，每个家庭的幸福，每个家族的兴旺。""患者希望碰上白求恩式的好医生，这样的好医生不但有精湛技术，更有极端负责、极端热忱的服务精神。你们宣传白求恩，就是在为人民健康造福。"

毫不利己、专门利人的精神是我们共产党人的本质属性，也是中国医疗服务人民的根本宗旨。关于精益求精的精神，我们慢慢对其内涵有了更深刻的认识和感悟。

"精益求精"出自朱熹对《论语》的注释。《论语》："《诗》云：'如切如磋，如琢如磨'，其斯之谓与？"朱熹对此注解道："言治骨角者，既切之而复磋之；治玉石者，既琢之而复磨之，治之已精，而益求其精也。"意思是做得已经很好了，但还要求更好，比喻对自己要求很高。

西方的"精益思维"学说源于美国麻省理工学院教授詹姆斯·P.沃麦克(James P.Womack)等专家通过"国际汽车计划(IMVP)"对全世界 17 个国家 90 多个汽车制造厂的调查和对比分析，认为日本丰田汽车公司的生产方式是最适用于现代制造企业的一种生产组织管理方式。精益管理由最初的生产系统的管理实践，已经逐步延伸到企业的各项管理业务，也由最初的具体业务管理方法，上升为战略管理理念。它能够通过提高顾客满意度、降低成本、提高质量、加快流程速度和改善资本投入，使股东价值实现最大化。其内涵是要求企业的各项活动都必须运用“精益思维”。“精益思维”的核心就是以最小资源投入，包括人力、设备、资金、材料、时间和空间，创造出尽可能多的价值，为顾客提供新产品和及时的服务。目标可以概括为：企业在为顾客提供满意的产品与服务的同时，把浪费降到最低程度。努力消除这些浪费现象是精益管理的最重要的内容。美国人马克·格雷班(Mark Graban)受此影响撰写了《精益医院》一书。

毛泽东同志不愧为中国人民的领袖，他的博学让后人敬仰，他用古为今用、洋为中用的哲学思想，不但给我们国家确立了马克思列宁主义的指导思想，还给医疗行业树立了白求恩精神。

长期以来，我们试图在党组织建设中加进JCI，总感到别别扭扭。当我们通过学习研究，用共产党人的眼光换个角度看，JCI其实就是白求恩精神的传承和发展。在与美方专家协商达成共识后，我们结合JCI并参照合作医院的资料，形成了《白求恩式医务工作者工作制度和流程》《白求恩式医务工作者达标要求》。通过全员做白求恩式医务工作者活动，让过去的JCI要求融入新的工作流程和达标要求，从而全面提升工作质量和服务水平。

由于目标明确，思路清晰，措施得当，全员对熟记并应用的各项规章制度、达标要求、SBARr、CAIDET有了准确理解和深刻感悟，充满激情地在患者至上的人间正道上工作！

一个医院要有灵魂，一个医生要有榜样。而真正的灵魂应当是白求恩精神，真正的榜样应该是白求恩大夫。

随着各种保险的发展和完善，人们对看病收费会慢慢看得淡一些。但是作为百姓患者，对实用或者说实惠还是很在意的。也就是说，患者满意度不是盲目的省钱，因此受尊重的体验度被提到了工作日程上。

我国医疗机构的医疗质量管理及评价基本上还是计划经济时期留下的体系，这个体系从卫生主管部门的角度来看，是上级考核下级的标准和尺度；从医疗机构自身来说，设法满足这个考核体系的条件，按照标准进行医疗质量管理，是下级给上级交出的一份答卷。由于质量考核体系操作复杂，耗费时间长，长期以来就形成了主要用医疗统计指标表示医疗质量的习惯和常规，比如诊断符合率、治愈率、好转率、病死率、无菌手术感染率、出院者平均住院天数、病床使用率、病床工作日数等。这些数据还是各种考核、评选先进、医院评定等级的主要依据。

而国龙医院主导的《白求恩式医务工作者工作流程》和《白求恩式医务工作者岗位描述》等管理创新的规范性文件，正是对患者发言权的弥补，随着在实践中的不断完善，必将帮助医院走得更远。

医院的管理要活起来，有了一切为了人民健康的温度，才能燃烧！

第四章 管理感悟

企业自己成长的代价就是自我对过去的“背叛”和寻求未来的孤独而又艰难的过程。今天取得再伟大的成绩，明天都将成渺小的过去！

第一节　民营医院管理哲学初探

中国幅员辽阔，民营医疗机构发展参差不齐。就目前情况来看，在党和国家改革开放、新常态、双循环政策的指导下，只要不是为了圈钱或赚大钱、快钱搞掠夺式经营，适合国计民生的合法经营者还是能够持续发展的。如占民营医院绝大多数的基层小型医院发挥特长，规范运营，不断创新，咬紧牙关坚持下去就是成功。因为老百姓需要这个离他们需求最近的群体，且这类基层小型医院也符合新常态下创造就业岗位、满足老百姓需求的导向。中东部改革开放后，在人口导入多的区域，当初建的大型综合民营医院解决了当地医疗供给不足的问题，只要加强严格管理，发展势头还是不会减弱的。以康养服务为特色的机构，是新常态下社会转型后的新需求，也能为社会提供很多服务型就业，且互联网不容易介入，市场稳定。只要不打医院旗号干坑蒙拐骗赚钱的事，政府是支持的，也是受社会尊重的。当然，民营医院有两种类型发展是比较艰难的。一是单纯通过大量投资建医院，把其当作商业产业经营者；二是通过为患者创造价值，希望成为当地或区域甚至民族品牌的梦想者。

处理好法权、产权、特权

做受人尊重的事往往是难度很大的。现实生活中建立一所非权力和资源寻租的患者价值创造型民营医院更是十分艰难。

民营医院是市场经济的产物，政策（外因）是支持的，但没有人或机构呵护。生存始终是硬道理，必须不断重新学习发展中的产业理论，不停地颠覆自己曾经对医院管理的思考和实践。历史有力地证明了，有钱建个医院、选个职业经理人管理的时代已经过去了。员工中那些创意精英如不能一步步占据他们应得的位置，就会出现棘手的问题。

研究思维经济和创新革命意义的学者沃尔夫·洛特认为，只有新的理念、新的解决方案、创造性的思维模式以及经济的发展，才能在未来行得通。他认为这是一场两种无法兼容的组织结构之间的博弈，一种以产业资本为驱动，另一种以知识理论为基础。这就说明了设立代加工厂和制造型企业的区别，也是国家主导的由制造向创造转型、“中国人的饭碗要有自己的粮食”的战略核心意义。

现代医疗行业已进入全球化时代，从上到下都要用颠覆性思维，放弃对自己一切的怀疑，放弃投资立马见效的思想，以市场机制为突破口，用医疗行业的初心使命担当，用党和国家的改革开放政策，用企业家精神，再造一个、一批、很多的北京协和，让中国有自己的梅奥，让外国人来中国看病，这一切也符合国家利益。

我国是经历封建王朝长期统治的国家，长期靠农耕文明的“三纲五常”和“家族统治”收敛人心。其核心是君为臣纲、父为子纲、夫为妻纲，原则为仁、义、礼、智、信。用费孝通先生《乡土中国》中的观点来看，这就叫差序格局，是以无数私人关系搭建的、以个人为中心的关系网。我们见过不少人说起贪官深恶痛绝，而遇到自己人贪污时，不但不骂，而且代他隐瞒。等到自己贪污了，还用“能干”二字自解。在差序格局里，这并不矛盾。

新中国成立已经70多年了，共产党领导我们从农业国家进入工业化社会，工业文明尊崇的是团体格局，即同一团体的人是“兼善”的、相同的，遵循市场规则优胜劣汰的自然法则。

在我们社会中小农经济思维未消退，大工业做法就甚嚣尘上。在企业尤其是民营企业里，在新旧文明的碰撞纠缠中，既有生态环境的红线约束，又有服务体验的浪潮汹涌，还有科技革命的刻不容缓。

对此，要有相应的思想理论来指导支撑实际实践。国龙医院从最初的私营到现在的慈善经营模式，始终用学习改革开路，不争论、不折腾，才从人治到法治，从运动型治院走向稳定型发展，从大刀阔斧向和谐稳定做品质这个难做的细活磨砺，从劳动价值论向创新价值论、从劳动创造价值到创新劳动、从单纯医疗技术到综合协调发展。

多年的实践表明，民营医院只有处理好三权，即用正确的理念来执行法权，用自己独特的思维方式准确认识、处理好产权，用党和国家政策控制好特权，才能使企业赢得稳定发展的基石。

快与慢的博弈

嗅觉灵敏的资本觊觎医疗这个“牌照”行业，垂涎看似垄断性的利润，试图用资本指数式发展，革新医院发展模式，花巨资建医院，但到现在具备王永庆那样情怀和能力的企业家来办医院，已难得一见。

国家接二连三发文鼓励民营医院发展，这是个人人似乎都能看得懂的赚钱行业。有一位大医院的开刀专家竟在大庭广众之下讲，中国的民营医院如何经营他最懂行！殊不知诊疗重病人、做外科大手术的民营医院是个需要情怀的细活、功夫活、系统工程，看懂的人很多，但把自己命运“赌”上，不断创新、反复实践、终身坚持的人很少。古往今来，没有秘密的活是最难干的。

实践证明，只有不断学习实践才能创建高水平医院。一是用科技的推力使生产力变革。二是增加动能，即培训赋能，而不是千方百计地投资赋能。三是建设适合民营医院自己的战略型新型人才队伍，使人才资本化。要培养专业技能精通的国际型医生技术人才，培养具备利他境界、工匠精神、与国际同行基本同步的护理人才，培养懂管理、熟市场、通金融、善驭人、有国际视野的经营性人才，培养前瞻大事、激活创新活力的战略型人才。

规范的民营医院，以建设学习型组织为要。企业生存之道在于增强效率、降低成本，要围绕此目标建立责权利的界定制度。正如组织理论之父马克斯·韦伯（Max Weber）创立的金字塔式科层制理论所揭示的，这一种组织的特点是：结构稳定、分工清晰、流程严密、上下级关系明确，效率高、成本低；能使同行信赖、有市场份额、对人才和资金有吸引力。

未来的民营医院，以创新医院内涵为要。搞个牌照、租个房子、接上医保、做做检查、卖辅助药品的时代结束了。要以创造患者价值为中心，建设共生型组织。要全面创新能力，不断提高科技水平，员工共同创立行业品牌。以信息、智能为要素的体验经济，已成为改造社会、企业的主要力量。其特征是医院无边界、管理无领导、供应链无尺度；表现为内部支持系统帮助医生工作的平台化、主管医生负责制的扁平化，以及一个标准、一个患者、一个方案的“3D打印”。新经济时代的人才团队是自我赋能的“超级个体”，需满足医疗需求新变化基础上的员工个人心情舒畅。

按照医疗行业的文化特点，民营医院不宜随意简单复制和快速铺大摊子，追求在一定利润率区间内的健康成长较为合适。达到和保持高于行业平均增长速度和行业主要竞争对手的增长速度，以增强医院的活力，吸引最优秀的人才，实现医院各种经营资源的最佳配置。在民营医疗产业中，要么成为领先者，要么被淘汰，没有第三条路可走。

短期来看，互联网＋医院属院外医疗咨询类业务，是患者看小病（慢病管理）的好选择，它可以减少大医院盲目追求医院 GDP 导致的大量不必要门诊。但这种模式目前却变了味，一些网络公司忽悠全国著名大专家搞起了业余生意，患者在院外花了高额费用，又难获得及时、耐心的体验。一位有良知的专家将其形象地比喻为从羊毛出在羊身上转化为羊毛出在猪身上再由狗来买单！

体验经济大潮中的医疗消费升级

中国共产党十九届五中全会提出 2035 年我国基本实现社会主义现代化的远景目标。中国共产党是代表最广大人民群众利益的执政党，历史证明其诺不轻许，许则为之，是完全能够把革命和建设的阶段性和长期性完美结合的党，我们完全有理由相信党有信心有能力实现这个目标。任何一个中国人都在期盼这一天的到来。

习近平总书记说："幸福都是奋斗出来的。"在中国共产党的领导下，我国各项事业都发生了翻天覆地的变化，在农业国向工业国的过渡中，城镇化率由 1949 年的 10％发展到 2021 年的 64％。在第二次城镇化浪潮的推动下，城镇化会进一步加快，全国城镇化率达到 80％不是遥远的梦。

未来的城市将迎来体验经济时代，上海已在"十四五"规划中率先布局。大规模个性化定制、消费者成为生产者、产品艺术化、服务戏剧化、价格无理化，将成为未来体验经济的五大特征。

消费大时代即将开启。随着经济发展，2035 年中国人均 GDP 将在 2020 年人均 10 000 美元的基础上翻一番，接近中等发达国家水平。城镇化老年社会的医疗需要供给侧和需求侧将共同创新发展。医疗消费升级中技术是永远绕不过去的坎。但钱从哪里来？百姓看病和养老两个刚需如何统一协调发展？生活升级后目前的低龄老人过渡为高龄老人，他们的医疗体验的特点是什么？目前青年人过渡为社会中坚者后如何引领医疗体验的平衡？这些方面的研究需要持续深化。医务工作者必须为人口老龄化趋势下所有居民的健康和老年医疗做好思想准备和行动准备。

做好实业，兼顾投资

做好实业又兼顾投资，能不能规避市场风险？

第一，实业和投资的打法不同。实业是比慢、比笨、比谁更扎实，投资是比快、比巧、比谁聪明，完全是两个相反的方向。不过，巴菲特式的长线投资、价值投资，同样是比慢、比笨、比扎实。“不懂不做”“买股票就是买公司”之类，强调的貌似是同样的东西。即使路数相同，为什么做价值投资还是比做实业难？估计是钱在手上，痒得厉害，一般人实在没有这个定力吧，一不小心，又回到比快、比巧、比聪明的路子上去了。

第二，实业和投资的解法不同。做实业遇到了问题，先想到的是用一系列不同力度的方法解决。做投资遇到了问题，真懂行的人都知道，基本上只有一个办法——卖。其他任何方法，老实说，有效是偶然的，无效是正常的。

第三，实业和投资的取胜之道不同。实业比的是团队，是组织的活力。基本的方法论找到了，空间上和时间上都可以复制，既有“scalability”（可扩展性），又有“sustainability”（可持续性），逻辑上非常扎实。投资总体而言是比个体，比的是少数人甚至一两个人的悟性，而且这个“悟性”到底是什么，一百个人有一百个说法，“道可道，非常道”，个个说得比东方哲学还要更加玄乎其玄。

所以，做实业成功的人，在投资上复制自己的成功很难；做一个投资项目成功的人，想在下一个实体项目复制自己的成功，同样很难。

适应而不是对抗

民营医院的管理哲学不能只停留在理论上，而要实实在在地体现在实践工作中。对于中央和地方政府的政策，不要用企业或自身的标准去评判，而要主动去适应国家的政策环境，这样才能使企业健康地发展。无论在哪个国家，企业依法经营、照章纳税是天经地义的，不能对抗政府的政策和法令；因为政府的职责之一是管理社会，监督企业履行社会使命，促进企业健康成长。

民营医院受谁管、用什么理论方法管，经营者都要很清楚。企业经营管理者不可外靠请客送礼，内则我行我素、饭桌上说事或决策。国家政策不允许的绝不去干，民营医院不可给任何人开假病历、假证明、假发票。

毛泽东同志说：“加强纪律性，革命无不胜。”党员干部要严格遵守“八小时以外”行为规范，加强自我约束，自觉净化生活圈、社交圈、朋友圈等。民营医院是由人给人提供服务的，也就是说医患关系会交替转变，因此尽量不要只用网上沟通，沟通中应始终做到用心用情、平等待人；也不可以用过去的医患关系为医院办事，更不可为个人谋私利，要始终做到公私分明。大型民营医院主管要靠学习思考不断提升自己、增强本领、赢得发展。理论和实践的结合能力决定事业规模大小、能否存活久远。

第二节　事业与金钱观

在中国医疗行业，不知从什么时候开始，评价专家用文章数量和有用无用的头衔，评价实业家看身价，评价企业用市值，把盈利多少当成企业创办成功与否的评判标准，导致民营医院甚至部分公立医院按照商业模式运行，不可避免地出现网上曝出的“人财两空”等现象。在医疗行业出现民营医院“骗”（编造收钱理由）、公立医院“坑”（指强势给收费项目加裙边）的乱象，由于缺乏科学的评价监督标准，老百姓对医改不满意，医患矛盾纠纷也成为社会的一大痛点。

要创建一个优秀的“长命医院”，形成符合社会主流文化的核心价值观尤为重要。特别是对一个企业来说，老板自身的价值观很大程度上就决定了这个企业核心价值的导向。在创建、经营、管理医院的过程中，我经常在思考事业、金钱这些基本价值观问题，并经常用沙龙等方式与职工交流彼此的想法，也与社会的有识之士深入探讨这个问题，以期提升认识，形成适合我国民营医院企业文化建设的理论基础。

事业的价值

有人曾用价值创造和价值转移的概念分析中国商业，前者是由真正的企业家，一点一滴地为社会创造价值；后者主要是通过巧取豪夺的方式转移他人创造的价值。有经济学家把企业家分为套利型企业家和创新型企业家，他认为套利型企业家靠市场上的信息不对称挣钱，自有人类社会以来，就有这种类型的企业家；而创新型企业家专注于产品和服务的创新，对制度环境则有更高的要求。

我在长期的民营医院经营中感到，树立正确的事业观是企业文化建设的重要组成部分，一个人有了正确的事业观，就能辨明苦乐与荣辱，就能在本职岗位上甘于奉献、乐于奋斗，就能把工作作为第一需要，就能把职责作为第一动力。然而，人们往往一提到事业，就想到惊天动地的、遥不可及的大事。实际上对我们一般人来说，事业就是一个人终身连续不断做的某项工作，就是从事一项有益于社会的活动，无成败大小。人的能力有大小，但这并不妨碍一个人去从事适合于自己的事业。只要专注、勤劳、持之以恒，每个人都能成就一番事业。就社会而言，农民和农民工干的是事业，官员和教授干的也是事业。对一个具体医院来说，工作岗位有不同，医学专家、教授从事的是治病救人的事业，其他学科专家从事的是维护医院顺畅运行的事业，经营管理者从事的是为全体员工创造一个良好工作环境的事业，清洁工从事的是防止院感和营造良好卫生环境的事业。这些事业都需要极大的毅力和恒心去做，但如果你认真去做了，不管最后的结果是否优秀，都会受到人们的尊敬和赞扬。如果一个单位的每一名员工都能把自己岗位的工作当作事业来做，这个单位一定是最和谐的，这个单位的员工也一定是幸福的。当然，医院本身就是一个事业平台，把医院办成病人的医院、员工的医院，那么医院成功发展就能够承载众多员工干事业的愿望。始终坚持党的领导、员工普遍持股、不搞家族企业、全员培训赋能、不断创新技术和管理等，就是我们在这方面的尝试。

在民营企业（医院），人不能有高贵低贱之分，所有员工都是平等的。任何人都没有一劳永逸的辉煌,不同人生阶段都有需要修炼的素养课在等待我们去践行。一个民营医院的神龛很小,只能摆一尊神。摆上了内外客户(员工和患者)这尊神,就摆不下权力这尊神;反之,摆上了权力这尊神,就摆不下内外客户这尊神。可喜的是,这几年社会风气开始有了转变,不再简单地以身价论英雄、以资产大小排座次了。对那些真正脚踏实地、以手抵心、扎扎实实创造产品和服务的实干群体,人们有了更多发自内心的尊重。可能大家都知道,宏观经济和国际金融形势起起落落,中国经济能保持今天这样的一个基本面,离不开这个实干群体中流砥柱般的支撑。

在实现健康中国的伟大事业中,国龙人不忘初心使命,身体力行地兑现"让来国龙医院的每个员工都享受民主平等被尊重的感受,患者都能享受被尊重带来的美好就医体验"的承诺。

金钱的作用

个人和企业都要放弃以钱为唯一的目标。有个寓言故事:一场大灾难降临了,年迈体弱的财主拼命背上很沉重的金银财宝吃力地逃生,年轻力壮的长工背了些窝窝头轻松前行。不久财主想用一件金银财宝换一个窝窝头吃,长工不肯,财主纳闷为什么,长工说只有吃饱才能让自己多扛几天灾害。

据媒体报道,某知名投资人在朋友圈晒图,说在酒店碰到了曹德旺,颇有些激动,特意找他合了个影。投资人自己也是身家不凡、见过世面的成功人士,我想这份激动当中,有一部分是他对曹德旺实业家身份的尊重吧。

金钱是工具,是衡量事业的考分。对个人来说,除满足基本生活需要外，金钱不过是一个有志之人实现理想、服务社会的工具。我是这样想的，也是这样做的。在股份制改造时，我把自己所持股份的30%多拿出来无偿赠送给员工，自己股份产生的经济效益全部用于发展医院，让员工尤其是技术骨干与我一起拥有企业，形成强大的凝聚力。虽然我是大股东，但在经营中不追求红利，把盈余投入人才培养和事业发展之中。不追求特殊，和员工同灶、同桌吃饭，一起按时上班，按科室安排上门诊、查房、做手术。对技术骨干和临床医生我也是这样要求的。医院尽量去改善他们的工作环境，满足他们的生活需要(如配备高级轿车等)，不断提高他们的技术和学术水平，从体制上杜绝他们把眼睛盯在钱上，防止他们在病人身上找财路，加重病人的负担。金钱也是企业经营绩效的考分，但不是企业尤其是医院追求的根本目标。一个企业要通过选拔和培养人才、做精品，来实现价值最大化。如果单纯为了利润，那就成了利润狂，企业就很难长期持续发展。

前些年房地产正红火的时候，不少人看我工作很辛苦，挣钱又不多，建议凭我的人脉关系和工作能力搞上一块地皮开发了，挣上大笔钱后就什么都有了。而我以为这样做钱可能挣上了，也满足了我的个人生活需求，但人活着就要为社会多作贡献，我的目标和特长是办百姓医院，医院不发展，上千名员工怎么办？每年如此多的门诊病人和住院病人将到哪里去看病？经过这么多年的拼搏，我深深感到员工和患者与我的事业和感情实难分离了！

办民营医院一定要防止脱实向虚，高估短期趋势(金钱)、低估长期趋势。作为党员创始人应该无我，不负员工患者，树立和践行自己是患者群体的儿子、员工群体的亲人的思想和行为，终身做个名副其实的“店小二”。做白求恩式的好大夫，打造白求恩精神的好医院，改变百姓患者求医的现状，这就是我的人生追求，也是国龙医院的使命。

研究表明，医院这种实业生命周期长。实业企业、实业组织作为企业家创造出来的一个生命体，它拥有自己独立的生命力。中国近代著名实业家张謇说："天之生人也，与草木无异，若遗留一二有用事业，与草木同生，即不与草木同腐。"实业的最大好处是，它创造财富、造福社会，经营得好可以基业长青，不与草木同腐朽。中国做企业的环境再动荡，历史上还是有同仁堂、全聚德、六必居等百年品牌，今天也有华为等一批国际级优秀企业，就是这个道理。

企业财富结构无常、难成定式，唯有经营文化才会生生不息，它包含价值观、经营理念、愿景目标、习惯、知识、技术、管理、情操等一切促进生产力发展的无形因素。国龙人没有可以依凭的资源，唯有员工的创造性可以转化成物质财富，物质文明有利于巩固精神文明。我们坚持以不唯利的中华医疗文明促进物质文明的方针，办慈善型医院。

不论任何人金钱积累到一定数量就会成为社会财富！

企业是大家的、社会的，不是老板个人的！

第三节　新时代的职业与自由

2035年中国将基本实现社会主义现代化，每个国人都充满憧憬、翘首期盼这种幸福。幸福的条件：一是满足基本生存需要，比如衣食住行、身体健康等；二是开心、快乐。《人民日报》刊文说，我国新幸福时代来临，达成新幸福的十大条件之一，即拥有富于刺激性的兴趣与生活方式。有人推波助澜地预言，今后一切产业皆为娱乐业。无论你提供的是产品还是服务，终极目标都是为客户甚至员工创造乐趣！

这样的话，把"努力工作"转化成"享受工作"就是新时代职业与自由的最大特点。怎么办？回避是没有出路的。只有用新时代的职业精神，耐心细致地慢慢帮助年轻同志享受工作。即改变不了工作就改变自己工作时的心情，积极乐观地投入工作，进入向目标迈进的状态，感悟"幸福都是奋斗出来的"真谛，从而达到充实快乐度过每一天的境界。

民营医院的人员来源不同，他们都或多或少带有不同的文化倾向或不同的文化因素，往往很难快速形成一个新的、有机的文化整体，从而使新的服务理念大打折扣。一般来说，大型民营医院的人才资源主要有两大来源：一是从实习学生中留下来的；二是不同医学院校的毕业生。对于前者来说，他们受医院服务模式和意念的影响，初步形成了一个基本的概念。对于后者来说，因为多数医学院校近年来扩招，毕业生存在先天不足，没有实习阶段长时间的实际工作历练，也没有进入执业医生队伍前的严格筛选和淘汰。

这种缺陷在不能留校的“80后”“90后”“00后”群体中表现更加突出，不少人工作中心理浮躁、基本知识缺乏、基本操作不够熟练，盲目追求个人“潇洒与自由”，不愿为扎实的基本功付出艰辛和努力，不能像传统的医德规范要求的那样把解除病人的病痛和设身处地地为病人着想作为自己的使命和责任。

新时代医疗健康职业精神

习近平总书记把“敬佑生命、救死扶伤、甘于奉献、大爱无疆”表述为新时代医疗健康职业精神。其语言凝练，极富时代感，精准反映出新时代出医疗健康行业广大医务人员全力保障人民群众健康的神圣使命、特殊价值和崇高境界。

敬佑生命，是白衣天使的信仰，也是仁医良医的精神支撑。医者贵有仁术，更贵有仁心。敬佑生命是为医者的基本底线，这是因为医者从事的是人世间最高尚的事业，背负着守护生命的责任。要把救治人的生命看作最崇高的职业责任、最神圣的职业使命，把病人利益放在首位。尊重病人的个体差异，保持有效的医患沟通，在涉及生命存亡和生命质量的关键时刻，给予最优的治疗技术以及温暖的人文关怀。在医疗工作内部分工越来越细密的情况下，以高度的团队精神完成高质量的协同合作，竭尽所能造福患者。

白求恩大夫说：“百分之九十九的病人要的是疗效，而不是名医啊！”他还说：“今天的世界上有两种人在竞争：一种是那些相信为了生存必须进行残酷斗争的旧的个人主义者；另一种是那些相信为了使大家都生活得好一些，就必须进行共同努力的人们。”

救死扶伤，是医疗健康行业的职业特征，也是医务工作者的天职。健康所系，性命相托。医务工作者必须有为患者除病祛疾的真本领。要承载患者的信任与期待,需要医务工作者细致入微的密切观察、冷静专业的诊断、及时准确的处理。这要求医务工作者必须具备高度的职业素养、扎实的专业技能,严守医学准则,用勤勉敬业、一丝不苟、精益求精浇筑起救助患者的坚实根基。

甘于奉献,是一种大爱,是一种把本职工作当作毕生事业的热爱,是对事业不计回报的全心付出。甘于奉献也是一种品格,是医者治病救人职业价值的更高升华。源自对奉献精神的理解和追求,源于对事业的执着和热爱,医者群体甘于奉献的职业品格才更显得难能可贵。而奉献精神所迸发出的创造力、凝聚力、感召力,正是当今广大医护人员职业尊严的基石,也是推动健康中国建设的强大动力。

大爱无疆,不是宏大的命题,善心是从事医疗行业的最低门槛,也是医生这一职业在实践过程中提炼出来的最低要求。孙思邈就认为,为医者要"先发大慈恻隐之心,誓愿普救含灵之苦"。"若有疾厄来求救者,不得问其贵贱贫富,长幼妍媸,怨亲善友,华夷愚智",而应该"普同一等,皆如至亲之想",也不得"瞻前顾后,自虑吉凶,护惜身命"。因此,无论从人类面临病痛渴望关爱的角度出发,还是从职业操守的角度出发,医务人员都应当具备一颗对世人的怜悯之心,展现出对患者的深挚情感。这份体己之心要求面对贫弱的患者,医者要不推诿、不嫌弃,尽自己所能无差别地给予治愈和抚慰。

医院职业化管理

医院职业化管理将是漫漫征途,任重而道远。而医疗健康职业精神必将起到指路明灯的作用,医疗健康职业精神既是职业化管理的灵魂所在，也是职业化管理的永恒不变的目标。医院职业化管理，同样在于彰显医疗健康职业精神，通过这种崇高的职业精神去感染社会各界，以获得社会对医疗健康行业的尊重与敬意，从而让医疗健康行业更有效地服务于社会，促进新时代健康中国的发展。

民营医院作为我国医疗健康行业的重要组成机构，其生存与发展的核心问题是招来人、稳住人、培养人、提高人，不改造人。关于如何在这样的人力资源背景下进行医院文化与服务理念整合，并形成一个以病人为中心而不是以病为中心的医疗服务理念，大家的共同认识是要解决好两方面的问题。一是加强员工的职业化教育。加强职业化过程，就是把过去为人民服务这个带有政治色彩的大概念落实成为病人服务、为客户服务的具体工作。通过各种方法使员工明白，我们的职业是满足人类最基本的生存与健康需求。因此只有通过为病人提供满意的服务，才能满足自己生活需求，继而成就个人的事业。二是通过培训和引导使年轻人对自由有一个正确的认识。世界上没有绝对的自由与潇洒，不能想说什么就说什么，想做什么就做什么。一个人在不违法、不犯理、不妨碍别人的情况下的言行才是自由的，行动才可以潇洒。在这个问题上，年轻人有很多误区，不少人以为自己舒服就行。

民营医院发展的新态势就是在看好病的同时，让员工可以追求自己的幸福生活。员工如何看待自己的职业与自由，取决于对从医职业的认知和对入职医院的态度。这种认知与态度可以高度概括为根植于内心的修养、无须提醒的自觉、以约束力为前提的自由、为别人着想的善良。金无足赤，人无完人，优点突出的人往往缺点也很明显。工作态度和工作能力应当体现在工作绩效的改进上。失败铺就成功，但重犯同样的错误是不应该的。员工未能达到考评标准要求，也有管理者的培训和示范责任。员工的成绩就是管理者的成绩。管理者不可随意夸大评价下属的不足，更不得抢下属的“功劳”。

人间正道是沧桑，企业用科学与民主培育出来友谊与关照的生态环境，是员工潇洒与自由的基础。通往成功的路往往很窄、很艰难，没有捷径，要一步一步自己走，永不停步，才能真正从“努力工作”升华为“享受工作”。

第四节　企业成长的烦恼

有一件重要的工作需要完成，每个人都认为会有人去做。本来任何人都可以去做，但是结果没有人去做。有的人对此很生气，因为这是每个人的职责。每个人都以为任何人都会去做，但没有人意识到每个人都没有去做。最后的结果是，当没有人去做任何人本都可以做的事，每个人都责怪其他所有人。这就是宏伟目标与现实状况之间常常出现的真空现象。民营企业（医院）空荡荡的深处不断有新问题涌出，空荡荡的时间越长、越深，积累的问题越多，待到不知所措时，人们失去目标、成就感，甚至精神崩溃，企业（医院）也就走到头了。

深入思考管理的真空区域

民营医院是非常微妙的动态系统，你如果不学习就无法扩大时空范围，就无法深入思考真空区域，就很难及时发现问题。一是今日的问题来自昨天的解决方案。二是越用力推，系统反弹力越大。中医整骨你花再大力气，最多是个文化遗产。国龙医院 2000 年以前，想不用手术治疗骨折，请专家来示范，派人出去学，还去山西骨髓炎医院考察。结果是时代发展了！如果坐在办公室不出来，当老黄牛拼死拼活干，哪里需要在哪里，那么无论怎样用力都难以推动企业发展，这就是辩证法。三是渐糟之前先渐好。如有些民营医院为短期产生经济效益，通过发布大量广告、租医保卡、拿骨密度去社区引诱老年人买抗骨质疏松药、请一个能带来患者的大牌专家，短期内可能会产生一定的经济效益，但长远来看麻烦更大。四是显而易见的解决方法往往无效。五是对策可能比问题更糟糕。如在内部整那些难管理的能人，耗费主要领导的精力和损害其声誉不说，有时还会引起员工反感，产生不良的社会影响。六是欲速则不达。如白手起家的民营医院何时赚钱？国龙医院一直按自己认识的规律建设一个互信的环境，讲产业报国，但有人讥笑是假话。没有大格局，医院发展不到今天！用习近平总书记的观点讲，无论哪类医院都应该是国家命题，全体员工答题，患者阅卷！个别对中国民营医院说三道四的“专家”该醒醒了，“燕雀”也可能有鸿鹄之志！

解决动态性复杂问题

对企业的管理者来讲，要学会用新眼看世界，过去熟悉的东西越来越无能为力了，而每天面对的都是不熟悉的东西。一方面要思维转换，把看局部换成看整体，凡是仅自己获名利的事都不会干得舒服。另一方面，管理者要处理动态性的问题。硬专家在搞医院管理时感到，管理上许多书本知识和方法都没办法实际运用。为什么？因为这些知识与过去解决临床问题的知识一样，临床处理细节性复杂问题，靠的多是可编码知识，而动态性复杂问题很微妙，管理者要具备不可编码知识，逐步学会解决此类问题。第一是企业增长与平衡。第二是价格、质量、设计、利润组合到产生最佳效益的市场状态。第三是全面改进、降低成本、提升患者满意体验，取得持久竞争优势。再一方面是因与果环环相扣。真实的世界是许多因果组成的，片断的思维会造成很多反效果，出现在眼前的糟糕事件往往是你过去的决策造成的。一贯标榜自己正确也不对,要以新语言描述系统,不断增强反馈,反复调节反馈,减少时间滞延。

变强过程中的不被接纳之苦

企业不发展让人很痛苦,但成长过程也带来很大的烦恼。任何一个企业发展到一定程度,都会遇到外部条件的变化,这个变化不是一成不变的。企业发展早期一般外部条件都不差,对你的发展别人往往抱着善意的态度忽视甚至接纳。成长到一定阶段好像你干什么都不对,连你的任何进步都是不应该的。不信任、偏见、刁难等不友好行为始终纠缠着你不放。你试图用讲好自己的故事取悦别人,那也是痴心妄想,因为在中国如此庞大的医疗行业中,如此高雅的故事不是你这个"小字辈"(民营)讲的。试图让别人改变观点本来就很痛苦,有时他宁愿歪曲事实也不愿改变对你的看法,甚至撕下面具、放弃公理、野蛮地对待你。所以说,企业自己成长的代价就是自我对过去的"背叛"和寻求未来的孤独而又艰难的过程。

创新无惧九死一生

创新从来都是九死一生,但我们必须有"亦余心之所善兮,虽九死其犹未悔"的豪情。海尔集团创始人张瑞敏在"没有成功的企业,只有时代的企业"的思想指导下大力推进内部创业、创客平台的做法有着极重大的意义,解决了大型老企业科层多和尾大不掉的难题。但有人对此评头论足,说这实在是一条险路,如果不是歧路的话,青岛海尔 920 亿元的市值,就不会仅为同行业美的集团

2 881亿元市值的32%(2018年的数据)。如果不迷途知返,估计这个差距只会越拉越大。他们甚至对张瑞敏说出这样伤人的刻薄话:“人生如戏,该退场就得退场,退场的姿态,往往比进场的姿态更难。该退场时不退场,在场上越活跃,大家越是为他们干着急。”听了这些不负责任的“砖家”的话,我倒要问问,世界上这些年由于不承担责任的所谓“专家”的言论,给政府、给社会造成的损失能用数字估量吗?就像医生看病是通过病人提供症状、医生分析追问完善、查体后得出直接诊断,然后再做各种辅助检查作为参考进一步明确诊断,最后再是治疗。近些年不少医疗纠纷就是跳过问病史和查体直接开一沓申请单造成的。

负责任地处理医疗纠纷

在诊疗活动中,医院提供医疗服务时会不可避免地出现极少数的系统运行不畅、差错或过失,同时也因为患者或家属对医疗信息掌握不够全面而对疾病转归不能正确认识,从而导致医患双方经常出现一些对医疗服务结果认识不同、互相争执、各持己见的情形,也就是医疗纠纷。医疗纠纷是一个既敏感又常态的话题,也是医院成长过程中最头疼最烦心的事。

改革开放以前,医疗“神秘”和受人敬重,患者到医院看病就是把自己的身体交给了医生,由于医生没有其他想法,按照执业规范和医学知识行事,说什么是什么,所以医疗纠纷很少发生,恶性事件更少。这是医德高尚、患者信赖的正常现象。随着人们知识水平的提高以及用法律来维护自己的权力意识的增强,加之极个别医疗单位管理和医生职业道德的缺失,越来越多的患者或者家属会对医疗服务的环节或者结果提出质疑,这样纠纷就比以前出现得多了。当然，有时也会有个别极端的“医闹”情况出现，甚至造成有的医务人员处处以提防的心理来对待患者。

医疗纠纷难道都是患者找事吗？本人从四十多年的从医和二十几年的办医院经历中体会到，医疗纠纷的出现是由患者对医院服务不满意引起的，在这个基础上大部分小纠纷是为了要个说法。还有一部分人是由于医疗过程和结果让自己的花费太冤枉而要求补偿。只有极少部分人在先有纠纷的前提下想乘机赚点钱甚至发个小财，但比例极少。医疗纠纷重在负责任地及时沟通和处理，不能“艺术”地推诿，更不能诋毁患者和家属甚至社会。

国龙医院大门上写着这样一副对联，上联：得一技不荣，失一点不辱，勿道一技无用，医院全靠德技；下联：穿患者之衣，吃患者之饭，莫以患者可欺，自己也是患者。这表明了靠患者生存的民营医院对待、处理、预防医疗纠纷的态度和做法。

国龙医疗的终极目标是让民众更健康，不是诱导大家都来医院看病。我们不单纯追求规模上的扩展，而是要使自己变得更优秀。因此，高层领导必须警惕长期高速增长有可能给医院造成的道德丢失和质量下降，必须对成长进行有效的管理。在促进医院稳步成为一个高端医院的同时，必须以更大的管理努力，促使医院更加尊重患者、医生，以更为有效的手段保持造势与做实协调发展。对此观点的异议始终音量很大，是对是错只能以企业存活时间来评判。

苦练内功，静待冬去春来

当下经常听到民营医院经营管理同道抱怨形势不好，他们虽说的都是事实，但经常讲，会影响组织士气。其实经济发展是有规律的，它与自然生态规律是相似的。时空中有春夏秋冬季节转换，有子午流注的开关变化。改革开放以来，我国经济的发展经历了春天的故事，整个社会生机勃勃、蒸蒸日上；后有夏日的繁华，桦树盛开，歌舞升平，当然也有杂草丛生、害虫不少；到秋天硕果累累、赏心悦目，伴随一些枯枝败叶；此后可能会进入冬天，大地微寒，肃杀一片，整个社会进入调整期，一些微弱的企业当然活得艰难。这是一种周期性变化，也是经济规律的反映。

冬天是必要的，是为了消灭害虫，让大地修养调整，为春天的生发积蓄能量。冬天里鲜花枯萎了，但大树不惧寒霜，独立天下，扎根大地，占据了广大的生存空间。经过严冬考验的，往往是那些基础扎实、实力较强、生命力顽强的企业，一旦天气转暖，便能迅速奋发，抢占先机，迎来更大发展。

毛泽东同志曾说过："什么叫工作，工作就是斗争。"那些地方有困难、有问题，需要我们去解决。我们是为着解决困难去工作、去斗争的。越是困难的地方越是要去，这才是好同志。他还说过干部的标准是"懂得马克思列宁主义，有政治远见，有工作能力，富于牺牲精神，能独立解决问题，在困难中不动摇，忠心耿耿地为民族、为阶级、为党工作"。我们应当把这些教导牢记心中，作为我们的座右铭，战胜国龙医院前进道路上的一切困难，推动国龙医院加快高质量发展，迈向更加美好的明天！

第五节　民营医疗的未来

未来中国，是一群正知、正念、正能量人的天下。真正的危机，不是金融危机，而是道德与信仰的危机。这句话语，可以说是对中国民营医疗未来的高度概括与描述。过去和今天的历史证明，以患者体验度为核心内容的医疗良知文化，是世界医疗未来的方向标。

牢记民营医院有生命周期

2000 年我有幸阅读了爱迪思所著《企业生命周期》一书，作者是美国当代著名的管理学思想家、教育家、组织健康学创始人。通过阅读此书，我好像看到自己、团队、医院被生动刻画和描述在其中。后来再经过研读，让我在工作实践中避免了许多类似书中所提到的失误。2018 年慕名参观爱迪思研究所，有意跟爱迪思先生好好讨教经验，交流一些自己的切身体会和观察到的医疗企业磕磕绊绊、兴盛衰落的周期性问题。可惜因为老先生年事已高，我没能如愿以偿，只进行了几分钟的视频交谈。可以这样说，我是《企业生命周期》的研读者，国龙医院则当然是受益者。按照十个发展阶段，国龙医院已经进入壮年期或者叫盛年期。这个阶段是所有企业最理想的状态，爱迪思先生提出的 PAEI（执行、行政、创新、整合）基因强大并保持平衡。企业基因关乎基业长青，我特意在这里谈谈自己的观点和认知。

实施服务(P 角色)：能让企业短期内产生效益，代表着具有目的性的业绩利润，这个无可争辩。但利润就如同爱情、健康和幸福，如果你把注意力全部放在追求幸福上，然后对自己说"我必须幸福"，那你就悲惨了！因为没方向性、长远性，幸福来得快、终结得早。

行政管理(A 角色)：能在短期内产生效率，那么管理必须系统化、程序化和组织化。有了 P 和 A 角色，企业能在短期内盈利。中间有个业务快速增长，忽视培训、思想工作，员工留不住。这就是说管理者不要只盯在员工多少、效益多好、设备咋样上，十分需要你明白企业的巨大困难是什么、怎么才能解决、谁来解决、什么时间能解决！

企业家创新(E 角色)：是通过让企业采取积极的纠偏纠错和改进行动而使其具有长期的效益。没有创新的企业是无法长期生存的。但企业也要防止犯"急性病"，对目标和蓝图不明确。别以为建设一所新医院就完成了，现代企业要靠产业理论生存，时刻心存"今日迎扩建，何时话倒闭"的忧患意识。

企业文化(I 角色)：通过整合作用形成一种有亲和力的文化，即培育的是一种独特的企业文化，也就意味着企业的机械意识转变为有机意识。研究表明，公司能生存 10 年靠创始人能力，生存 50 年靠组织战略，生存 100 年靠精神。

民营医院与其他企业一样是有生命周期的，有生命周期就会有生老病死，就需要平时的预防，及时发现早期症状进行准确诊断，及时进行恰当的治疗，还要防止留下后遗症。及时地发现医院自身的一些致病危险因素并及时地预防和治疗是医院经营管理中很重要的问题。这个道理一说人人都懂，但关键是不同创始人有不同的理解和做法。根据多年的学习和观察，许多人都知道企业有生命周期，都不想让企业死在自己手上。有的为了社会事业梦在不懈努力，有的为了光宗耀祖在拼命搞家族传承，有的在短期内养大一卖了之，有的打包交给资本市场退出不管，有的无奈一直陪到倒闭。

民营医院要想跳出“兴勃亡忽”的圈子，就要按毛泽东当年在延安回答黄炎培的要求去做，即“我们已经找到了新路，我们能跳出这周期率。这条新路，就是民主。只有让人民来监督政府，政府才不敢松懈；只有人人起来负责，才不会人亡政息”。毛泽东的回答，对我们社会办医跳出“兴勃亡忽”周期率同样具有警示作用。怎样才能跳出周期率，有几个因素需要考虑。一是医疗市场需要民营医院。二是与党的初心使命相一致，把医院办成社会事业。三是在白求恩精神引导下，办为患者创造价值的医院。

梦想一定能够实现

医疗卫生工作从新中国成立开始，到改革开放时奠定了基础。防治结合的城乡医疗卫生网络由 1949 年的 2 600 所发展到 1982 年的近 60 000 所；病床也由 1949 年的 84 625 张发展到 1982 年的 2 280 323 张，平均每千人医院床位数从 1949 年的 0.15 张上升到 1982 年的 203 张。在医院的组织管理、医疗技术、医疗作风等方面也有显著的进步和发展。这表明新中国的医疗也跟着国家一起站起来了。

改革开放后通过持续发展，截至 2021 年年末，全国卫生机构总数已达 103 余万家，医疗机构床位数已达 944.8 万张，卫生人员总数达 1 398.3 万人，医疗产权形式发生变化，多种所有制形式与经营方式并存，平等竞争的医疗市场新格局逐步形成。医疗机构引进了更多的外资、技术和先进的管理方法，在医疗设备上，大型医疗仪器更新换代加快，医疗设备明显改善，CT、ECT、彩超、肾透析仪等越来越普及，逐渐达到现代医院的水平。医疗保险、失业保险和养老保险建立起的社会保险体系，让每个中国人都能看得起病，实现了中国医疗的民族梦想。

中国特色社会主义进入新时代，社会主要矛盾已经转化为人民日益增长的美好生活需要和不平衡不充分的发展之间的矛盾。2035年我国将基本建成社会主义现代化国家，这中间摆在卫生行业的突出问题是全民健康和老年社会。全民健康是个大的系统工程，要改变人们对健康的理念认知和获得等一系列问题，我此处不作重点讨论。对于后者，二十几年前别的医院还不太关注老年骨科问题时，国龙医院就开始专攻老年骨科问题。首先从认识人体各个系统退变入手，再到对各种老年疾病的评估，以及对老年骨科疾病各相关科室的协调治疗的有机应用，才形成了今天国龙骨科的优势，初步显示民营医院做精做细和持续深耕的优势。国内其他行业民营企业也显示了类似的优势，形成了与国有企业的优势互补，这也是国家大力鼓励发展民营医院的初衷所在。

国家鼓励发展民营，民营需要加速发展，未来民营医院需具备四大特点：敢为人先的新气魄，赶超他人的新目标；行业先进的新文化，国际接轨的新体制；团结拼搏的新气象，不断改进的新技术；患者满意的新感受，全国闻名的新医院。

习近平说："我们应该锲而不舍、驰而不息进行努力，不能因现实复杂而放弃梦想，也不能因理想遥远而放弃追求。"民营医院将紧跟国家医改步伐，突出自身优势，率先跨入患者体验度时代，用平视的眼光看世界，为国争光，为民造福。

面对未来的忧患

“在我们的社会极速变迁中，在从乡土社会进入现代社会的过程中，乡土社会中形成的生活方式处处产生了流弊。”“陌生人组成的现代社会是无法用乡土社会习俗来应付的”，于是“土气”成了社会抛弃的东西。

中国进入新时代，也就意味着我们进入到一个本土时代。那么本土时代，无论是个人、企业还是国家，都需要解决一个本土时代的特征问题，即我们通过怎样的不断探索与创新，去修炼好我们的民营医疗企业，向社会展示其实力。需要的是一定要唤醒我们自己的力量，也就是说要构建我们自己的网络，能够让全国的公立民营医疗统筹在“一盘棋”上。特别是民营医院要吃透看懂“自己”。要学习培育自己的经营文化与效率，防止纠缠到费用问题中去；要充分认识科技在医疗中的作用，合理规避其负面效应；要防止国人往往喜欢的家族氛围和循过惯例。进入老年社会后，养老和看病有哪些不同，哪些是刚需？医疗、养老都是刚需，还是一定条件下互换？未来医院床位减少还是增加，如果减少三甲医院，腾出的床位干什么？将对医疗市场产生什么冲击？不要指望短期实现医保会购买服务，也不要盼望目前医疗支出从 GDP 的 5%—6%上升到多少。

做医院和很多事情一样，其实都是跟周期对抗的一个过程。如果你对世界、中国或是企业（医院）的发展，乃至于人生阅历非常好奇，但又没有站在特别的高点、用一个长宽幅来看问题，那你每一天都会很焦虑。了解中国民营医院特质，会帮助你更好地与这个世界、这个国家或自己所在的企业对话，对它抱持一份平和美好的预期，集中精力想事业、干事业，心怀苍生，大爱无疆。

历史的发展将证明，以患者价值创造为目标追求的民营医院的高质量发展终将倒逼整个医疗事业的深层次改革。

附　录

新 体 制

——二十周年院庆前的思考

郭 龙

（2016 年 7 月 4 日）

再过几个月国龙医院将迎来 20 周年生日。还是那句老话，无论以前我们在新医院建设中取得了多少了不起的成绩，今天它都将成为渺小的过去。第二个（甚至更多的）20 年如何更快更好地发展才是摆在全公司各级领导和广大职工面前现实而紧迫的课题。这也是我常常思考的深层次难题。为此，我将近年来系统的思考向大家做一下介绍。

一、老体制的特点（建院 20 年回顾）

建院以来，我们正规办医院，经过了单打独斗、股份制、内引外联等阶段。坚持用教科书和国际正规出版物上介绍的技术和方法治病，狠抓人才培养、医疗质量、医德医风和各项规章制度的落实及企业文化建设，受到同行的信赖。从两权分离经营到股份制改造，再到两个满意度的建设，才使医院一步步由小到大、由弱到强，始终坚持守正创新，不断探索新的管理模式和管理方法。

在讨论这个问题前一定要让大家明白，改革绝不是全盘否定过去，而是为了寻找更好的机制和模式，这个问题必须讲明讲透！

由于我们这些年与国有医院相比，体制没大变化，只是做法改变，所以国有医院的问题我们同样或多或少地存在。早期由于人才队伍不成熟，千方百计搞科主任负责制（上海医院目前就是这么干着），在一个时期确实取得了很好的效果，科主任们为此付出了巨大的心血，国龙医院也取得了十几年的快速发展，对宁夏的专科发展起到很大的推动作用，这是任何人都不可否认的事实。但随着我们医院的不断扩张，人才队伍的不断成长，由一个人强制带领大家干，他的时间和精力必定有限，对一线了解也不够，大家就感觉到我们医院存在着官僚主义的情况。又因为医疗服务品质提升需要双轮驱动，即增加医疗资源投入和提升医疗服务生产效率，而医院如果体制不改变，无论如何投入，还是由一个科主任负责掌管更大的科室，成为有级别的干部，经常开会忙事务，结果必然导致新进入的医疗卫生资源最后都被既有的医疗服务生产模式所同化，沾染成了不思进取、产出低下的老模样。那么银川国龙医院即将投资数亿元新建的医院就难以让双轮驱动同时快跑，新瓶装旧酒的一般医院扩张在我们公司就会重演，新建医院的大投入就不会带来新希望、新气象！这是经营班子担心的事情，也造成有些人对扩建后的前景看不明白，甚至担心没有效果。

我们已经取得巨大功效的既有医疗服务生产模式，为什么还会效率低下呢？近年研究发现它是为上不为下的模式，是以行政职务统领起来的分包模式，是一个有着巨大既得利益结构支撑的模式。这样的模式，不关注医生，不对患者负责，更不对品质负责，甚至于用收入也无法激励。

回想这些年发展中我们有三个不足：

第一，医疗责任追究的机制不够完善。在医疗服务生产过程中，患者满意度最核心的要素是患者的信任，因为医疗的过程是需要患者将生命托付给医护人员和医疗机构的，而这个托付没有信任是无法完成的。而在既有的医疗服务过程中，这种信任是通过

“机构带科室”的方式来实现的，通过患者主动找医生的机制来完成的。在这个机制里面，有些科室（妇产科、外科）没有具体的人对应具体的患者，常常看到这样的情况：出门诊收病人是某个人，到病房查房是另一个人，真正做手术可能又是另一个人，到了出院回访可能又换了人。这样患者在就医过程中出现任何医疗责任，想确认是哪一个环节出了问题，谁来负责，那将是非常困难的，因此这个既有模式运行的根本特点是人员众多、难以成才，还无法明确每个人的具体职责。

为了解决这一问题，骨科、内科搞了二级分科，要求对任何安全责任问题组长或者科室主任甚至于院长要一追到底，结果是全科皆主任。这反过来进一步强化了领导们的管理权力，以安全为抓手，全面控制医疗一线运作，包括门诊、住院、手术、回访、会诊、查房、质量评价、晋升晋级、请销假、收入分配等方面。在没有清晰界定医疗责任的情况下，全面挤压临床医生的工作范围和时间，严重抑制了临床医生的工作主动性，直接加重患者就医信任建构过程中的困难，造成具体的医疗责任追究机制的失效，形成国龙医院最大的“大锅饭”现象。

第二，医生的职业发展和身份认同错位。医院早期在一师带众徒时，科主任负责制确实功不可没。而当众徒皆为师时，这就成了一个职业发展和身份极度扭曲的机制。除了具体医疗责任的缺失，还有医生工作范围和执行医疗工作边界的混乱状态，也是严重影响医疗效果的因素。从既有医疗服务过程中大量医生被随意分配工作任务的情况来看，医生大量工作并不是围绕着病人的需要来展开，而是根据上级医生的需要展开。这样对于医生而言，他的职业发展就很难是以患者的需求为方向来完善医疗技术，提高医疗水平，而是想尽一切办法尽快把自己提升为领导，能够在自己手中掌控足够多其他医生，努力把自己的身份转换成为医疗组织的包工头、生产队长，而不再是在一线为患者服务的主导者，甚或在大树下不思进取。凡此种种，都是非常可怕的导向，直接扭曲了医生职业发展取向，没有人愿意通过扎扎实实地做业务成为名医，因为要想成为名医，不当组长，不当科主任，甚至于不当院长都毫无可能。这种情况下，给外界传递出一个极其混乱的信号——只有当了领导的医生，技术才会好。人们恰恰忘记了，当领导和当好医生不是只有医疗技术一个考核指标，而恰恰是其他指标的权重远远高过医疗技术才使其能坐稳领导的位子。这完全搞乱了医生职业发展和身份认同的评价导向和指标体系。

第三，收入分配机制扭曲。在权力主导医疗服务的体制下，收入分配无法通过个人在医疗服务过程中的贡献来体现。而且如果要按照按劳分配所需要的基本工作量核算、相应的工作贡献度来评价，或对完成工作相应的努力程度进行考核，现有很多科室都不具备条件，也不想具备，因此相当多的科室都是医院的初次分配保底的，科室的二次分配是体现差异的，董事长的三次分配成了公平的福利。初次分配所占比例很低，而且与贡献程度毫无关系，二次分配本应与贡献程度高度相关，但是由于传统观念和考核评价体系跟不上，很多完全是依赖于科室领导的主观感受来决定的。

这样一来，初次分配完全失效，科室二次或三次的多级再分配占主导，无法有效地将工作的付出和回报相关联，客观性、公平性、公正性都无法得到有效保障，收入分配本身具有的正向激励作用将被异化为对工作的不利甚至是负向激励，在无形中拖累医患核心信任关系的建立和良性发展。

20 年来我们虽然进行了不少管理改革，但医院一级管一级的宝塔式管理结构没有变化，上级主动下达命令、下级被动工作的管理模式没有改变；对两个满意度内部的进一步研究不够；院长为谁负责的目标要求不够明确和科学。凡此种种，说明我们建院理念和指导思想虽然取得了值得肯定的效果，但国内医院的普遍性问题我们或多或少仍然有之。经过数年来的探索我们发现，国龙医疗迫切需要建立更加科学的管理体制和运行机制。

二、国龙需要新体制

要改革既有条块分割的"生产队"模式的医疗服务生产机制带来的责任机制缺失、职业发展错位和收入分配扭曲，就需要适应我院现阶段发展的现实，需要遵循国龙梦想、用国际先进技术治病、用先进科学方法管理、坚守中华医药文明的原则，还要与美国医院合作，制定并推行适合国龙的医疗服务生产模式，创造出适合我们的主管医生负责制（Attending Doctor）。

首先，是建立新的体制和运行机制。原则是以患者满意度为一切工作的核心。医院的核心价值是以临床医生为核心的医疗技术，以护理人员为核心的服务与管理。董事会主要管投资，不管运营。其次，是由公司总裁来管理医院。在国龙医疗董事会外成立管理战略咨询委员会，聘请来自上海和银川的行政专家、大学教授，以及经济专家和美国专家等各方面人员，组建公司智库。最后，是办好国龙医院职工大学。

（一）指导思想

一是改变办院主体，从董事会办医院到医生办医院、管医院；二是改变管理体制，从一长制过渡到委员会制；三是改变运行机制，变权力性指挥为广泛参与性领导；四是创新文化，由为国家办差、为自我工作的员工过渡到患者利益至上的服务者。

（二）新机制的特征

认识核心价值、管理动力来源，使文化人性化、各层面员工都调动起来，培养主人翁意识。全员服务患者，院长在意医生。

1. 多元团队：国际视野、宁沪美团队、各种体制人员。

2. 思考创新：与国际管理方法接轨，JCI管理理念设计流程，狠抓环节质量，确保医疗安全，坚持不讲成绩，持续改进工作。

3. 与客同行：同行、患者、供应商。

4. 纪律创新：一切的保证，不迁就有功人员。

（三）推广新体制有利优势

老医院：始终把病人满意作为评价工作的最高标准，符合将要推行的新管理模式的基本价值观。

有铺垫：大家有进一步提高医院品质的愿望。

（四）推广新体制的困难

面对新管理模式势必会出现四种人，那就是极力反对者、极力支持者、未公开反对者、潜在支持者。把反对者变成支持者需要做很多引导工作，把支持者变成推行新模式的中坚力量需要开展大量的培训工作，这些都是我们面临的困难之一。

如何创造条件让医生成老板？医生如何当老板、当好老板是改革成败的关键，也是一个复杂的战略和领导艺术问题，同时也是新的经营文化形成的过程。

高管和中层经理放弃条块分割、有标准也要再上会的理念。如何积极主动、互相接纳、交叉协作、严谨高效地工作，并让患者满意？

护理人员如何在医院运行中发挥主力作用，真正做到三分治疗、七分护理？存在内外部观念转变和能力问题。

如何把各级管理者从按标准或按授权布置了之，事前不培训，而关注事后如何处理人，转变为事前到基层经常培训，事中及时纠偏？如何养成以讨论纠正问题的习惯，营造人人愿意为了病人安全、满意主动查找、解决问题的风气和文化，并能长期做下去？基层没有得到培训而出现的问题由管理者承担！

如何将管理工作和管理学术研究紧密结合？能直言不讳地事事用事实说话，实现公开透明、公正科学的管理。

三、建设新体制的方法

(一) 总体设计

为了通过让医生“办医院”并“管理”医院，来进一步促进医院稳步扎实的快速发展。董事会总结多年学习消化国际先进的办院模式和方法，通过每所医院有股份的医生成立医生集团(持股平台)，选举产生医院管理委员会(模拟董事会 PLC，后简称管委会)。该委员会由 9 人组成，董事长或总裁推荐 1 名，科室推荐或全体有股医生无记名投票选举 6 名，居委会和志愿者各 1 名，3 年一届，每届可轮换 2 人，可以连选连任来长期较固定地搞好医院的经营管理。管委会主任由公司董事长或总裁推荐，全体委员选举产生，在董事会领导下全面负责医院的经营管理。再成立医疗行政管理委员会(后简称 MEC)，成员由 9 名医生组成，管委会提名 2 人，各科推荐 7 名，全体医生选举产生，3 年一届，每届可轮换 2 人；MEC 以质控和质量改进计划为工作重点，对于和医务人员相关的政策、程序和规章制度的制定及实施起到关键的领导决策性作用。通过多年的实践探索，我认为这件事做好了可以减少投资人对医院的干扰，实现医生办医院、管医院，同时又能集中精力多看病人，实现长期稳定的自身发展，这也是我长期苦苦寻觅的方式。

院长(CEO)由管委会主任提名(或公开竞聘)，报董事长或总裁批准后，由全体医生选举产生，向管委会负责。带领大家帮助医生多看病、看好病，同时让病人治好病与享受服务紧密结合起来。用管理方法不断改善两个满意度，而非传统的下达命令干活赚钱。我们任何时候都要把防止和杜绝干部摆花架子、不干实事、自私自利、拉帮结派作为医院建设的第一要务。当我们的高层领导人中有以上现象时，就说明我们的干部和管理出现了严重问题。3 名以上管委会成员或 10 名医生联名即可启动罢免院长程序(流程另定)。委员每年至少要有规范的工作研究、意见(建议)2 份以上(也可联名搞)。

新体制的核心是改革人人等院长给副院长下指令、向下单线分层指挥的传统模式，形成扁平化的交叉分工机制，以改善医生工作环境和效率为目的，共同服务好病人、满足员工自豪感。为此，我们设立了如下干部岗位。

高管：首席财务运行官(CFO)，工作以利于管理作为主导，引导医生工作服务；总护士长(CNO)为住院病人的总负责人，以理顺病人住院期间护理人员负责运行为己任，是医院核心高管之一；医院运行经理(COO)为医院运行顺畅的总协调人(可由 CNO 兼任)；医生运行经理(COO)主要负责招聘医生、确定医生薪酬、帮助医生多完成工作量，同时开展市场营销、处理纠纷；人力资源主管(HR)，每年必须和每位医生沟通 2 次以上，与其他员工沟通 1 次以上。

中层领导：内科经理、外科经理、骨科经理、妇产科经理、门诊

（含医技）经理、手术中心经理。他们不管理医生，而是携手服务患者，是医生的主要助手，是下级员工的老板。

基层主管：各科护士长（一个单元科室可由经理兼任或管两个科室）、药房经理、功能科经理、放射科经理等。

（二）干部岗位设置

管委会主任（PLC）	
院长（CEO）	
医院高管	CFO、CNO、COO、HR
各科经理	内外科经理、骨科经理、妇产科经理、医技经理、门诊经理（药房经理、检验科经理、功能科经理、放射科经理、门诊协调或导诊经理）、手术中心经理（含妇产科手术室）、信息主管、后勤主管、供应主管、质控主管、院长秘书
各科护士长	分院：产科、新生儿每单元1名经理+3名护士长；手术室、产房、门诊、监护1名经理+3名护士长 总院：手术中心1名经理+2名护士长；内外科1名经理+2名护士长；骨科1名经理+3名护士长；医技门诊1名经理+5名护士长
各临床经理兼护士长，各病区设副护士长	1名内外科经理兼护士长，2名副护士长；1名骨科经理兼护士长，3名副护士长；1名妇产科经理兼护士长，3名副护士长；门诊经理（药房经理、检验科经理、功能科经理、放射科经理、门诊协调或导诊经理）、手术中心经理（含妇产科手术室）兼护士长，4名副护士长

（三）运营策略

以《宁夏国龙医疗发展股份有限公司发展纲要》为准则，尽量多地将问题纳入常态化流程，防止事事请示而偏离初衷。

1. 经营战略：做医疗事业体现人文关怀，绝不做生意赚钱！

2. 财务战略：建立临床医生、科室、医院核算体系（含收入和工作量）；通过增强员工主人翁意识，激发自豪感（可奖励，不能按收入提成，各科收入按权重统计）；也可考虑把医生的持股比例标出来。

3. 组织战略：以建立好系统为指导原则，确立不同承诺，以承诺定流程，用流程实现承诺；贯彻落实系统原则，医生办医院、护理管医院，所有人服务病人，分配合理、培训得当、文化特色明显，建设"活力医院"；让临床医生有自己当老板、自己决定自己命运的感觉。

4. 管理战略：创新、量化、统一管理；使医生主动工作成为习惯、成为条件反射；管理人员明白自己的岗位职责。

5. 用人战略：个人小目标与医院大目标有机结合，人人争做品德高尚、基本功扎实、专科特色明显、患者喜欢的实用型医生。选人用人不要改造人，不要小才大用，而要形成人人做品牌的风气。在帮助员工职业发展、实现梦想的同时使医院得到发展，即医院、院长、科主任、员工的状况和生活都变革。不管来自哪里，首先要有"空杯心态"，放弃原来的诸多东西，其次要成为国龙人。

6. 营销战略：主要是懂医院、知患者（适应市场，满足患者，不能引导甚至改造患者）的医生来做。通过给患者提供差异化的专科技术和服务及合理的收费赢得患者，让患者口口相传。采用正面宣传，绝不打商业广告。立足专科特色医院，不和社区卫生服务中心抢病人，要和基层同行成朋友。

（四）运营流程

过去国龙医疗是一个封闭的自上而下的系统：董事会督促各院长，院长督促各分管副院长，副院长督促分管科室，科主任督促班组。在这样的科层结构下，班组传达的准确性都受到质疑。每个人干得好坏取决于是否有文件下达指令、是否有执行记录。而患者的感受如何，主要靠下面的汇报。结果是大家都为一个老板打工，一个老板管不了太多的事，人人都有好点子，但传不上来也落实不下去。

从医疗责任明晰开始，推动医师专业化职业发展，激励医师以服务患者为导向，全力重新建构医疗服务的核心，即医患之间的信任。

一方面，每个医生都是相对独立的“小 CEO”，建立医疗责任一对一机制。在这种医疗服务模式下，患者的医疗服务全过程均由同一位主管医师全权负责，减少交接班、人员轮换带来的各种医疗风险，保障患者从就诊、住院、手术和回诊过程中的医疗服务的同一性、规范性和可靠性。在这个过程中，由于医师的责权利能够高度统一，对于医疗质量和服务品质有着巨大的促进作用。主管医师不是全知全能，而是有着明确的职务行使权的限定，这有助于医疗品质和服务项目的管理。医院通过明确每一位主管医师的职务行使权清单范围，也就可以清晰地掌握医院可以进行的医疗服务项目和诊疗能力。凡是超出医师职务行使权范围外的患者，直接通过医院的监管，对患者在院内进行转诊，转移到有相应职务行使权的主管医师。如果院内没有相应的医师可以处理，则直接进行转院，既保障了患者及时就医的权利，也防范医师盲目进行不熟悉的诊疗，带来不可控的医疗风险。如此一来，患者就医的品质是有高度保障的。

另一方面，主管医师负责制为了推动医疗整体协同和各专科业务的合作发展，特别是基于全人医疗的现实需要，实行专业化的委员会管理模式。各个与医疗相关的跨专科业务，比如病历、门诊、病理、伦理、手术室管理等，都是由医师同行组织起来的委员会来协商决定，并以符合专业要求的方式方法进行处理。该模式既确保患者得到恰当的医疗诊疗措施，也推动了医疗专业获得持续的发展。

此外，还要实行 PF 医师费制度，以保障医师责权利的统一。PF 医师费制度是一个完全基于医疗服务产出的收入分配制度。在这个以服务量为基础的分配模式下，这种医师专业技术收入分配机制是一种以初次分配为主的收入分配机制，通过客观可度量的服务产出指标考核，可以很好地激励医师为患者尽心提供高品质的医疗服务，同时通过考核服务量的方式，很好地推动医疗服务量的成长。

可以这么说，如果把既有的医疗服务生产模式和主管医师负责制进行对比，那么前者更像是一种人民公社生产队的生产模式，部分则异化成为包工头的整包分包模式，而后者则更接近于家庭联产承包制的模式，包产到户，责权利清晰。在“交够国家的，留足医院的，剩下都是自己的”机制下，极大地激发了一线医生的工作积极性。如何调动员工的工作积极性正是当前医院面对的核心难题，工作积极性始终在医疗领域难以激发，除了所谓方式方法的原因，更为根本的则在于医疗服务生产模式变革这一根本性的问题始终未被触及和改进。在医院已逐步解决了各个周边外围问题的情况下，聚焦医疗服务生产模式进行变革，将成为影响国龙医疗体制改革成败的关键。

医生，尤其是国龙医院经过选拔和认真培养的医生，是稀缺的资源，他们理应受到院内外的尊重，医院有责任给他们减轻事务性负担，让他们集中精力多看病、看好病。院长的首要责任是带领大家帮助医生搞好诊疗服务，一句话，领导就是为人民服务。举个通俗的例子：医院就是一辆装着病人的客车，核心部件由医生组成，护士负责管理病人，院长负责车辆完好、运行正常、道路畅通；管理指令不是上级领导发出的，而是按照医生工作的需要转变而来的工作指令，以快速反应提高工作效率。

（五）文化特征

1. 患者满意度是一切工作的生命线。

2. 通过医生办医院，让管理者在意医生的工作感受。

3. 护士管理医院，让他们能静下心把工作做细做到位。

4. 医院的发展是医生的成就，在成就医生职业发展中共同发展。

5. 独特的团队，全员形成人人做品牌的工匠作风。

（六）结果评价

总公司：用考核了解内情，用投资引领发展	
医院：发挥利润中心作用	医生集团：自己做事、独立担当，不断提高技术、形成专科中心、不断增加市场份额 医院管委会：代表公司做好监管，让董事会满意 院务会：服务医生，通过协调运行机制使医教研全面发展 科室：服务好病人
社会评价	患者：自己想到甚至没想到的事，医院都个性化地恰当办到了 家属：放心、省心、安心、省钱 第三方：包括政府部门、新闻媒体的监督评价

（七）推广步骤

1. 宣传

目的：全员掌握，社会知晓，主管部门理解，患者接受。

2. 培训

通过集中培训和模拟达到：全员知晓并能落实到行动上；医生知晓并熟练地运用；所有管理人员全部能熟记，在理解的基层上熟练运用，能做全员教练，患者感受到改进的好处。

对目前形势与今后任务的再认识

——对国龙医疗体制和治理体系的再认识，切实推进公司治理能力的再提高

郭　龙

（2019 年 12 月）

2015 年 3 月，我把之前几年的思考和研究撰写成《目前形势与今后的任务》一文，目的是为“新瓶装新酒”战略理清思路、确定方向。

几年过去了，我们当年制定的阶段性战略目标也实现了。但在目前的大趋势下，国龙医疗面临的外部市场环境、内部运营的情况都发生了根本性变化，有些变化甚至快得让我们措手不及，使我们的同志一时无法适应与应对，似乎方方面面都不满意，条件反射性地出现了“自我保护”的现象。为了和大家一起认清危机，进一步理清思路，完善制度，不断创新，迎难而上，积极应对各种挑战，推进公司治理能力再提高，我们最近几个月放下手头的日常工作，经过认真、反复的学习讨论，深入一线调查研究，形成了我今天的这份报告，与大家共勉，希望能成为全体党员、医生、干部、员工学习充电、调整心态、奋发再战的动员书。

一、对过去 23 年艰难历程的再回顾

（一）过去 23 年是我们突破重围、艰苦奋斗、玉汝于成的 23 年

国龙人始终致力于建一所使百姓患者感受到服务至上、尊重

贴心、技术精湛、运行规范的专科医院。这是我们的初心，为了守住这个初心，我们注定要走一条艰难困苦之路。

医院从1995年创办到1996年9月开业，60多人凭着一腔热血，本着“狠抓常见病多发病的医疗质量、在医德医风建设上狠下功夫、牢固树立患者是上帝的精神、努力改善服务态度、建立良好的诊疗环境、以合理的收费赢得患者、搞好卫生宣教”的办院理念，开启了全国为数不多的正规私立医院的发展历程。

万事开头难。医院刚开业，始料不及的问题接踵而来。

首先，是人才瓶颈问题。当时，国务院《医疗机构管理条例》仅仅是给了民营医疗机构一个合法的身份，因各项政策不完善、相关措施不配套(甚至连合法的发票都开不了)。招来的员工不稳定，应届医学毕业生想方设法离开，最后只有退休或者部队医院自主择业的医务人员、农村应届毕业生愿意来我们医院工作。好在我们走的是医者正道，只要坚持就有机会，市场不拒人。

我们的应对之策：第一是为当时社会上公费医疗环境外的广大农民、工人和市民看病。因为当时公立医院建设靠国家、吃饭靠自己，还没有进行大规模扩建，这部分人到公立医院很难找到“熟人”，看病面临着“难和贵”的问题，同时这些病人又占到病人群体的绝大多数，是我们长久的服务对象。和今天比起来，那时的市场受规划程度反而小，病人确确实实可以自选医院。

第二是聘请三甲医院退休的陈文庆、刘定汉、王英华三位德高望重、医术高超的老专家坐诊指导。这些老专家既为病人解难，又培养我们的医生队伍。他们建科室、培养人才的技能，国龙人代代享用并传承。

第三是依靠有技术、低价位和服务态度好吸引病人。不少病人抱着既看好病又省钱的心态尝试就诊。我们最终有了一定的市场份额，人才队伍也逐渐稳定并得以扩大。总之，只要有饭吃，为患者做好服务，为他们创造价值，即产品要落到患者需求上，就一定能活下来。

其次，是社会偏见与歧视。二十多年来民营医院的定位都是国家医疗事业的补充，实行多年的公有体制在人们心目中形成了一个固定的认知模式，那就是无论如何公有医院都是可信赖的、是有技术的、理应受到各方面的呵护；而似乎民营的就是差的、骗人的、不可能真看病。即使有些公立医院出租科室和 XX 系合办科室，即使不少公立医院进行所谓经济核算，给病人过度检查和治疗，都可以视而不见。我们到上海办医院时放射科机房实际使用面积比设计图纸上设计的中线面积少了 1.7 平方米，但有关部门电话答复说不行。尽管完全按《医疗机构管理条例》和政府发布的各项政策办医院，可所有的定点（职工医保、居民医保、新农合、商业保险、公伤）和不少专家个人不愿放的技术都要一项项地去审批、去办准入。公立医院需要钱，有政府担保贷款；而民营医院自有的房产、地产却因医疗用途而不能抵押贷款。同时作为刚刚起步的民营医院，常常受到同行歧视、藐视，甚至是个别专家和地痞流氓的欺辱。党的十八大以来的反腐倡廉尤其是扫黑除恶从根本上为民营经济（医院）再次撑了腰。

最后，是不良竞争环境的挤压。在整个医疗改革的过程中，部分公立医疗机构既未保持原来的公益性，为老百姓提供廉价的基本医疗服务，也未进入市场自负盈亏，而是在享受政府给予的各种各样政策扶持及优厚财政补贴的同时，又以奖金和其他名目分配着经营的红利。相比较而言，民营医院不仅没有享受到这些扶持和红利，而且还要缴税。同时，由于行业存在着各种不正之风，民营医院要在这种环境下建立洁身自好的队伍不可不谓荆棘丛生。

国龙医院在创建之初，每月人均工资仅为180多元，后来升到几百元，还要努力工作，看着人家轻松地倒买倒卖药品材料甚至贩卖牛羊就可以舒适生活，踏实勤劳的国龙人情何以堪！尽管这样，善良朴实的国龙人为了医者的梦想一直在忍受、在坚持、在奉献。

总之，在国家层面提倡、鼓励社会办医的大环境下，而又遇到具体执行层面不协调甚至刁难的小环境时，我们要重建集体奋斗的组织平台，是何等艰难、何等悲壮！同时，在我们的核心技术主管部门无论如何都难以实质上给予认可的时候，我们又处于现代医学技术的发展越来越复杂、变化越来越快的时代，稍有不慎就会落在后面，甚至消亡。在发达国家，政府购买医疗服务，医院的发展已经有了较长的历史，几千人、几万人同心同力做一个医院是普遍现象。而国内的民营医院大部分则是发展时间短、起点低，没有形成独特的经营文化，有些投资者再套用商业个体户的行为，必定难以持续发展。

（二）过去的23年是我们不断提升医技水平，不断强化职业道德，秉承“像亲人般对待患者、让病人真正受尊重、能看好病、收费合理”的职业理念，打造“百姓医院”的23年

1994年国务院颁布的《医疗机构管理条例》第四条规定：“国家扶持医疗机构的发展，鼓励多种形式兴办医疗机构。”这是新中国成立45年、改革开放16年后出台的政策，它打破了医院全部由国家办的一统格局，也让民营医院有了合法身份。

国龙人正是在这个政策的启发下萌发了为百姓建设一所专科特色医院的念头。在当时人们思想还不够解放的情况下，“私人怎么可以办医院”的疑问非常普遍，特别是主管部门和公立医院个别经营管理者想不通更看不惯。时至今日这种由偏见引发的不习惯

仍然在少部分人的头脑里存在着，他们在自己的圈子内部无法了解民营医疗的运行发展规律，对民营医疗取得的成绩视而不见，对中国医疗的未来漠不关心。正是在这种困难的思想氛围下，我们开始了办院和寻求发展的艰难探索。

回顾 1995 年春天以来的奋斗历程，办民营医院一直存在着两种办院思路之争。一是单纯追逐经济利益的民营医院的经营者，他们虚假宣传、无病找病、小病大治、大病乱治的做法扰乱了市场，不但损害了广大患者的利益，还恶化了民营医院的办院环境。对这条急功近利、最容易来钱的歪路，早些年政府主管部门中极个别人对其危害重视不够，助长了这些人谋财甚至害命的大胆行为。二是想办正规民营医院的做事业者，对他们而言，这是一项艰难的系统工程。虽然国家从立法及相关宏观层面确立了民营医院与公立医院共同发展的政策，但在实际执行层面上有些职能部门仍然薄此厚彼，导致民营医院的发展十分困难，尤其是那些有情怀无资金的医者创办医院更是难上加难。

路漫漫其修远兮，吾将上下而求索。国龙人秉承咬定青山不放松的钉钉子精神，群策群力，团结协作，突破一点，局部领先。通过抓党建找到了工作目标和抓手，即医院一切工作都要围绕患者和员工是否满意来做，形成了"两个满意度"建设工程；通过抓专科技术和医德医风建设，严格按照医院职工大会首次讲话的精神，秉承共同的历史使命和可持续发展战略的工作理念；通过股份制和创始人承诺不继承资产，从根本上解决了剩余价值再分配问题。这一系列改革创新举措，强化了国龙医院的市场竞争力。国龙医院由此在第一个 10 年不仅超越了银川地区一些医院的平均门诊量，还悄悄地完成了银川地区专科医院的雏形建设，艰难地渡过了求生存阶段。

2007年以来，随着国家经济的快速发展，政府实施的民生工程越来越实惠。职工劳保医疗恢复，新型农村合作医疗以及商业保险不断增加。过去没有人管的自费人群越来越少，国龙医院的挑战由服务没有医保的病人转向服务政府医保管起来的全民医保患者。市场由患者追求实惠转向追求减少自费数额。政府由不管、政策不明确、政策不落实转向关注、规范甚至作出某些限制。在业务上同行由不理你转向关注你甚至重视你，从而形成了基层医疗机构给予我们支持、城市医疗机构和我们专科激烈竞争的局面。同时由于中国处在一个深化改革、建设完善社会主义市场经济的转型时期，法律法规和政策体系还不够健全，国内医改中的体制改革、技术改造尚未完成，各方面利益关系错综复杂，使国内民营医疗机构不得不面对不平等、不规范的竞争。即便是国际化都市，不少人同样不明白医学和医疗的本质，不明白国际品牌医院应注重患者体验，不明白患者价值创造医院的内涵，更不相信也不能接受来自老少边穷地区的人能在“只搞国际品牌嫁接”的上海搞成医院。上海其他行业虽然很发达，但医疗市场太单一。尽管环境如此不好、成本如此之大，但国龙人靠坚强的信念和毅力及技术和管理坚持了下来，一点一点逐渐被沪上浦南地区百姓患者接纳，这才是真正的曙光。

在市场法规不够健全、市场监管不够完善、公办与民营不同体制竞争欠公平等这样的大环境下，国龙人经历第一个10年的摸索后，在加强银川医院建设的同时，布局在中国最发达城市上海建设医院，从而走向高水平、高质量的发展之路。国龙人大胆提出与国内外最高水平医院的“内引外联”的战略，与拥有世界顶级医疗技术的美国优选医疗集团进行合作，形成了对医院重新认识、重新定位等一系列创新改革。

国龙人就是在以上大小环境中，通过锐意进取，稳步发展，拥有了优秀的团队、先进的经营文化、科学的工作指南、全新的运营体制，最后形成了“新瓶装新酒”的战略构想。正如著名的“基辛格定律”所预言的，世界百年会产生一个经济大国。我们有理由相信在市场经济的条件下，一个地区几十年后必定会产生出一个技术能力强、患者满意度高的医院，医院格局必定会发生变化。

(三) 过去的23年是我们凝心聚力、众志成城、开拓创新发展的23年

自古只有敢想并敢干的才能成功，只有敢于革命并善于革命的才能长久。幸亏我们成功了，如果失败了，后果真不堪设想。这种敢于创新之魂，成为国龙人之魄，我们创造了奇迹，意想不到地超越了一些大型医院的专科水平。特别是“小医院、大专科”的生产经营方式，提高了医疗质量和服务水平，降低了成本，保证产品价值落到患者需求上，初步占领了宁夏及毗邻省、自治区部分县市的专科市场很大的份额，成为百姓专科患者认可的品牌医院。医院也从当初求生存的阶段转变为求发展、求永续的阶段，员工的状况发生了改变，就业生存需要转变成为干事业、成就梦想的精神追求，有了自信心和自豪感。通过创始人放弃企业股份而设立的共同事业平台，解决了民营企业敏感的劳资关系难题，形成了以医生为代表的全体员工当家作主的新体制，开拓了共同的事业，成为国龙医院生存发展的基石。

回顾波澜壮阔的二十几年，我们从无到有，从小到大，由弱到强，由宁到沪，由国内到国外。第一是创立了规范运营的制度和方法。第二是采用新医院战略，通过内引外联进行了亚学科的建设及服务病种（领域）的拓展。第三是新体制下奠定的“新瓶装新酒”

发展平台。我们感到只有始终保持戒骄戒躁、艰苦奋斗的底色,只有始终保持昂扬斗志、攻坚克难的精神,只有始终把患者放在心上,建设良心医院、百姓医院,只有始终团结一心,众志成城,才能战胜一个又一个困难,取得一个又一个伟大胜利。

任何新生事物的发展过程都需要大环境的许可才能向前推进,都是艰难的。这一切成绩的取得都要感恩党的改革开放好政策,感恩广大百姓患者生命信托的深情厚谊和“养育”之恩,感谢公司党组织群策群力制定的好战略,感谢全体党员、医生、干部和广大员工的辛勤努力,没有这样的环境和平台,我们将一事无成。

对这几年工作的反思:党组织建设和领导作用发挥不够,个别党员干部喊在嘴上多,要求别人多,落实在自己的行动上较少,初心使命不够坚定,缺乏刀刃向内的自我革命精神;人才队伍建设的深度、广度、高度不足,骨干人员自我学习的精神不够;上海医院的发展摇摆且缓慢;中美深度合作的探索需加强;科技投入不足;新体制和运行机制需深入推进和不断完善;等等。

二、目前的形势

新中国成立以来党中央国务院关于医疗卫生领域的政策一贯是明确的。我国医疗事业会越来越走向规范,逐步按医疗这个社会机构的属性抓政策调整、系统创新,不断改进服务技术。这将是一项艰巨而复杂的系统工程,需要国家和社会各方面的共同努力。

(一)外部环境

1. 医疗保险现状。医疗保险重组后,与公立医院的关系需要较长时期的观察。仅从目前情况看,初步感觉公平性有所改善。

但医保资金不足的现象会越来越严重，公立医院一般也不可能倒闭；大量社会资本无序地投资建设医疗机构，对行业造成了冲击，一时很难看清楚其中的利弊，需要长期的观察。

2. 民营医院市场环境。新形势下医疗市场只靠民营医院是不现实的。党和政府更加重视民生，期望通过与国际接轨的民营医院建设进一步改善医疗健康服务。有关部门、相关社会各界与大型公立医院形成方方面面更加紧密的利益共同体短期甚至长期存在。在"正规化"旗号下，全国民营医院的生存发展环境与二十几年前相比，一段时间内不会根本好转。宁夏更加关注国龙医院，大环境一定改善；上海国龙医院几年来累计投资近 6.6 亿元，今年靠自己的实力能够完成 800 台上下的骨科手术。这些结果再次证明国龙骨科技术和医院运营与上海任何三甲医院的骨科相比都不逊色。发展到这个阶段，自然就出现了三个主要问题：如何招到符合国龙要求的骨科医生？在上海的外地员工如何通过向下扎根深度融入当地社会，而后向上发展？如何请到上海本地的人才，促进医院快速发展？这些都需要我们采取实实在在的措施加以解决。

3. 医疗市场。虽然国家已经出台政策支持购买医疗服务，但总体上公立医院仍然是政府重点扶持的对象，国内医疗市场上民营医院仅是补充，这种现象短期内不会改变。好在宁夏医院已经在正确的道路上快马加鞭，被市场认可，且走在了前面！最近主管部门又在推进分级诊疗，有可能虹吸人才后又虹吸市场，势必形成医疗市场上三级医院挤压二级医院、二级医院挤压一级医院、公立医院全体吃财政并挤压民营医院的局面。社会办医也因为三甲医院的全面垄断无法生存，更无法发展，在这方面上海的形势更严峻。

4. 人才来源。由于没有树立正确的价值导向，加之扩招后教学质量没有跟上，使得医学毕业生的基础知识、基本理论、基本技能水平下降。2014 年出台的医学生规培制度本来是好事，但实际情况是被医疗系统某些别有用心的专家领导把经念歪了，丢失了国际上规培的普遍内涵。规培学生变成他们过度扩张后低成本的一线阶段性顶班人，有的医院甚至护士也开始规培了。

5. 技术评判。在不断提高服务技术方面，中国医改不断进行着公益派还是市场派的反复争论。民生是公益，非民生是市场，混淆了才会争论，分不清民生和非民生必“混沌”。我们分析发现：近年来医疗行业为谁服务、如何服务变得不清楚了。医院本来就是公平对待有病患者、做外科大手术和诊疗内科急危重症的场所。某些医疗机构为了扩张医院，简单迎合极少部分人保健的欲望，大肆宣传体检和“提前”防病的好处，形成小病即到大医院看的怪象。先虹吸医疗技术人员，现在又虹吸基层医院和县市医院的病人，还浪费了医疗资源。用不切实际的解释引诱老百姓多体检、多买药、买保健药，或接受新方法和新材料，形成医患信任危机，把好端端的医院经营理念、医疗方案选择原则给破坏了，而真正有病的百姓看病难、看病贵的问题没有得到有效改善。如果 DRG 能真正不受干扰地落地，将对医院功能的回归起到促进作用。

6. 医疗作风。在把控行业良知与良心方面，历史要辩证地看，现实要批判地看。我们医疗行业一定做错了什么，不然不会有这么多人不满。医疗是个特殊的行业。医生尽管有科学的辅助，但从根本上讲仍然是以学徒经验为基础，就像工程师一样基于实践经验，而不是单纯依靠实验和理论。经济学家可以用行政式的习惯，开口就说“假如”，然后创造出很多奇怪的理论。医生可不能这样做，他不能在假设的条件下给病人开药或进行治疗。他需要与患者共担风险，需要把自己投入这个职业。问题是有人从自身考虑出发，奇妙地把责任转嫁给患者或家属。这才是当今医患关系的主要症结之一。个别人还说中国患者素质低，美国患者素质好。殊不知美国1.6‰的医患矛盾中一半以上是恶性的，因为他们患者手里有枪！环顾四周，谁来正视国龙医疗这茫茫大漠中的一点绿！

（二）医院内部形势巨变

几年前，虽然国龙人刻画了心中梦想，但能否实现或什么时间实现，心里是茫然的。随着国家的快速发展，国龙医院让不少人“意外”地离梦想近了一大步。医院的发展使个人工作、生活及家庭状况都发生了很大的变化，一些医护和管理人员面对前所未有的巨大变化不知所措。国内外快速发展的实践反复证明，任何单位的快速发展都会让原有结构、功能、格局、利益发生改变而诱发各个方面的不满意，甚至出现冲突，这就是为什么问题出现前都会出现大繁荣。

1. 人员结构不同了。银川国龙医院员工由就业型转向实现个人事业梦想的人越来越多，不少医生的社会认可度不断提高；短期增加大量人员带来的管理者视野和技能不足；医院固有文化的先进性与个人好恶产生了矛盾，没有企业文化和有企业文化的员工之间有了矛盾。有人抱怨应该有人维护文化，结果就是没有人主动承担责任的现象频发。在上海国龙医院的管理探索中出现的问题，使大家心中梦想减弱，团队意识淡漠（我最近很自责：如果在原有团队上直接加上外国院长，是否比全盘换掉好点？），外招的技术人员满足不了上海市场的技术要求。全员新上海人的比例太高，懂得医疗需要扎根当地社会文化的氛围没有形成，担心星星之火能否燎原的人有之，希望别人努力使医院成为上海有品牌影响力的医院者多，但亲自践行者少。

2. 技术水平和市场结构不同。国龙医院逐渐由能看常见多发病的医院向承担区域疑难杂症的医院转变，由满足百姓治病的基本需求向兼容部分高端人士和家属治病加保健的需求转变，由只读教科书的医生过渡到有国际品牌期刊知识的科学家医生，由土医生过渡到喝过洋墨水的医生，建立由跟随和并排行进到帮同道解决困难的主力军自信，这是好的一面。如果继续学习不能及时跟上，思想改造就不能与技术进步同步。加之，不少人过去不是尖子学生，好胜心不强，参加学术活动连文章都不投。在国龙的文化氛围下，部分医生对病人的态度还可以，但对别人不尊重的言行时有发生，造成同行的误解和责难。

3. 体制、工作范围和方法发生了变化。在医生围着病人需求转，其他人员围着医生工作转的总方针指引下，成立 PLC，让医生替代投资人来主事给医生配助理等措施，提高了效率，也提高了医生的地位。对这些容易感觉到的利益，大部分医生照单全收。医生虽然是个受人尊重的职业，但医生对凭什么受尊重践行得不够，对努力学习、全面提升自己人文素养及学术水平、不断提升修养来真诚待人、争做各项工作标杆、奉献自己、降伏自己等难事，就重视不够或只是选择性地、点点滴滴地解决个别问题，有人甚至参与(围观)带有赌博性质的不健康娱乐活动，使自己的威信何存？新国龙医院的大牌医生要从思想、知识、行为各个方面全方位地提升自己；护理工作的回归尽管取得了一些成绩，但手中有权后的用权分寸和权力归属不够清楚。请美国专家通过培训赋能、考核牵引工作的奥秘没有真正体会和践行，使用权力时的自我克服不够。个别管理人员不会准确把控各种关系，不积极主动学习规范，瞎指挥、乱抢功，造成内部风气不正。一个更重要的问题是体制改革动了不少人固有的权力范畴；工作范围由银川相距不远的 1.5 万平方米的两个院区，成为宁沪两地 15 万平方米发展不平衡的两个地区，还要联系美国合作单位。员工人数已经涨到 1 300 多名甚至不远将来将达到 2 000 多人，让管理者尤其是主要管理者自己通过认识每个员工来亲自评价选拔人才是不可能做到的。今后了解员工、选拔骨干、用人、评价人、推进工作的方法都会发生质的变化，我们思想格局必须放大，不同规模的医院管理思路和方法是不一样的，因此不学习、不按规范、不懂流程、不知患者、不自律的人想管理这个单位是不可能做到的。

4. 骨干人员的能力水平、国际化程度不同了。从 2008 年开始，我们千方百计、不惜一切代价先后送 50 多人去港大、北大、上海交大以及美国、法国的大学学习，还送多人去国内高水平医院学习，出重金办各种学术会议、搞科研、搞教学。我们除了参与自治区、上海以及国家的学术组织，还走上了各种学术会议讲台，刊发了数十篇学术论文，参编和主编了各种书籍，开展了各种科研项目，翻译了数百篇英文文献。我们的眼界从银川南门广场延伸到了浦江两岸，又从国内拓展到了国外。我们会评价学生和同行了，甚至会把别人的缺点看得一清二楚，但有些人的心胸装不下那些有“毛病”的人，甚至怕别人超越自己而拼命保位子，有的学组获批后至今不能成立就是典型的例子。如何不断增强自己、全面提升自己、带动整个团队甚至行业发展是严峻的现实问题！

5. 生活状况改善了。这几年医院的技术进步、体制改革使国龙医院高速发展。医院有了高楼大厦，有了与工作相适应的各种先进设备，有了引领区域的专科服务技术，有了不断扩大的服务地域，员工个人和家庭的精神和物质状况也发生了很大改变。年轻有技术的医生收入快速增长，收入差距拉大，助长了收入与消费两方面的攀比之风。高收入的不顾一切地尽情消费，暴露出素质提升的不足；低收入的过度关注别人的不足；两方面慢慢形成矛盾甚至争执不休，造成的结果是素质不升反降，不遵守纪律、相互指责。如何促进医院里高收入人员的素养、学术、技能的全方位普遍提高，从世界观、人生观、价值观的高度改造那些不持续学习、不全面进步、不承担责任，单纯挑毛病、诋毁别人的人的思想问题，是今后全面建设民族品牌医院的关键。同时，也要引导好高收入人群的投资问题和消费观念。

6. 对单位和个人未来辉煌的渴望与焦虑并存。我们全体国龙人的追求是再用几十年把我们的医院建设成民族品牌医院。要实现这样的目标，关键是医生强，医院才能强，干部强，好体制的优势才能显现，团结才能战胜一切艰难险阻。医疗单位的成长也有客观规律，尽管国龙人二十多年来追求稳扎稳打，尽管遇到千难万险，但国家改革开放的好政策激发出国龙人团结拼搏的韧劲猛劲，使我们的医院发展太快，造成医生小才大用和干部的低能高就现象，让我们来不及通过扎实的学习培训形成严格规范、提高人文道德。有些人地位高了、技术水平高了、收入高了，反而党性原则不强了，产业报国的劲头不足了，团结友爱的精神下降了，简单正直无私奉献的国龙文化淡化了，不断重新认识自己、切实降伏自己、努力改造自己的方向不清、动力不足了，不能把国龙辉煌和个人辉煌有机融为一体。

7. 严控举债经营的问题。近年来公司已累计投资十多亿元。为了医院发展我们探索了各式各样的融资方式，尤其是近年来为了防止建设期资金链断裂，与国外和国内投资公司形成了战略合作意向书，其间深切体会到资本逐利性的一面。现在我们比较倾向的是举债建设，但须注意把握好三关：一是近期不宜再搞大建设；二是平衡好单位还债与不断提高员工待遇的关系；三是解决好长期积累的科技投入不足的问题。

8. 加强党组织的统领作用，形成全员一盘棋的长久态势。面对挑战与机遇并存的市场环境，我们确定了“新瓶装新酒”发展战略，就是要在党组织的统一领导下，用发展来解决多年形成的一些问题，只有这样我们才能不断自我革新，不断焕发勃勃生机。

综观经济社会发展的大趋势、大环境，我们也迎来了难得的发展机遇。国家进一步加快发展民营医疗机构的政策取向没有改变，广大群众随着生活水平的提高对健康的需求在不断增强。随着信息时代的快速发展，医疗技术交流将更加便捷，生物医药、医疗技术、人工智能产业的迅猛发展将会带来巨大的变革。同时经过多年的发展，我们也积累了丰富的管理经验，锻炼和培养了一批技术强、作风好的医生和管理队伍，特别是在多年发展中锻造出了“崇守医德、精求医术、患者至上、优质服务，办好百姓医院，造福一方民众”的院训。这既是院训，也是“国龙精神”。这些都有利于我们在未来的大格局中谋划自身发展，在良性互动中增加活力，打造国龙发展新的增长点。综合研判，我们正处在大有可为、大有作为的重要历史机遇期。只要我们主动适应形势变化，敢于跳起来摸高，就一定能够把发展机遇期转化为发展加速期，在新的起点上实现新的跨越。

三、国龙医疗未来的任务

我们发展国龙医院，就是要在正确的思想引领下，科学地规划顶层设计，不断完善治理体系的建设，强力推进公司治理能力的提高，再用 20—30 年的时间把其建成民族品牌医院，即中国的“梅奥”。

短期任务(2020—2022年)：坚持控制门诊量，做专科大手术、诊各内科急重症。

中期任务(2023—2029年)：到2025年宁沪医院业务收入较2019年翻一番，到2029年达到国内同行普遍认可的与北上广三级甲等医院同质的技术水平和科研教学能力水平，形成和国际接轨的成熟的内部管理机制。

远期目标(2030—2046年)：到2046年建院50周年，建成国际级社会美誉度最高的医院集团之一。骨科等部分科室的医技水平达到国内领先。初步实现医生兴办医院并在此专心致志地做技术，护士管理医院、服务病人并将一切掌控在预案中；员工在公平公正公开的环境中工作，全体员工生活状况大幅改善；初步实现国龙人建设中国"梅奥"的梦想，做到患者体验好、员工满意度高、体制和治理体系先进、让党和政府放心甚至赞誉。

围绕以上奋斗目标，我们宁沪两院的全体党员、干部、医生、员工要时刻不忘毛泽东同志在西柏坡强调的"两个务必"：务必使同志们继续地保持谦虚、谨慎、不骄、不躁的作风，务必使同志们继续地保持艰苦奋斗的作风。

下一步我们的具体要求是：公司一切工作都要在院党委的统一领导下开展，要体现党的信念、初心、使命，要充分发挥党组织的战斗堡垒作用和党员的先锋模范作用。坚持听党话跟党走，以白求恩为榜样，践行"崇守医德、精求医术、患者至上、优质服务，办好百姓医院，造福一方民众"的院训。以发展纲要为指导，依照"新瓶装新酒"的战略，标准提升，发展提速，尽快实现流程化、规范化、标准化；进一步细化任务、落实责任，确保各项任务落到实处、取得实效。

我们在工作中，必须牢牢把握好以下八个方面：

(一) 苦练内功,不断提升医技水平,使国龙特色的专科业务水平真正成为我们的核心竞争力

习近平总书记强调:“中国人的饭碗任何时候都要牢牢端在自己手中,饭碗主要装中国粮。”国龙医疗的饭碗是广大患者给的,如何端稳端牢,取决于碗里面要装什么,也就是我们的业务建设。

医学教育中师带徒是主要的手段之一,今天老师指导学生,将来学生会比先生更高明。这是事物进化的客观规律,也是国龙发展的必然所在。过去前辈们带我们这批人,后来我们几乎“不择手段”地带出了现在这批骨干。今后迫切需要40岁左右的骨干在教学医院平台上实现自我提高,同时更高水平、更好效果地带好应届毕业生,使他们6—10年后达到更高的水平。只有我们一代代国龙人熟悉它、驾驭它、适应它,才能一代更比一代强。这是每个国龙人的使命!

面对日新月异的新技术、新方法、新产品,我们首先要甄别哪些是商家需要的?哪些是医院需要的?哪些是患者需要的?哪些是医生面前这个患者需要的?产品一定要符合患者需要才有价值。

坚持在源创新的引领下运用流创新搞好技术建设,一个没有不断改进服务技术或专科技术特征不明显的医院,患者满意度无从谈起!靠别人(医院)的下游产品生存(如上海的某医院专收外院手术后的康复患者)是没有保障的,也是没前途的。

白求恩大夫说:“一个掌握了技术的人不一定称得起八路军军医,我们的军医还要具备一个重要的条件,为伤员热忱服务的精神。”

坚持国龙医院做外科大手术、诊疗内科急重症的功能定位,绝

不和社区争抢门诊量，绝不靠卖药创收。

国龙的专科建设原则是院有特色、科有重点、人有专长。从技术水平来讲，所开科室必须是有诊疗能力的，不靠开检查和卖辅助药谋生。

当年国龙人是在几乎不了解医疗市场的状态下，进入医疗产业的。当初只知市场大，不知市场如此复杂，更不知竞争如此激烈。走上这条道路，就必须破釜沉舟，要么就是沉没在汪洋大海中，要么强大到有自立的能力，即系统引领行业发展、患者有品牌消费感、员工有自豪感、年产值数亿甚至数十亿，没有第三条道路可走。这几年医疗投资风起云涌，竞争还在加剧。国际医疗市场的竞争也在中国出现了端倪。未来 10 年将是中国民营医疗发展最难的历史时期，仅占市场份额 20%的两万家民营医院，短期内像银川国龙医院这样与公立医院竞争的能力难以形成，而对医疗市场边角料(低端小病)的竞争十分激烈。如果没有人才和正规医院运营的实力，是难以度过这几年的。在上海，大医院垄断日趋严重，外国投资者不惜一切代价继续抢夺中国这块当前世界上最大的、发展最快的市场。而国内投资者用资本市场规则论英雄。凡此种种，我们急于求成是不行的，增强理论自信和战略定力，还得从医教研基础开始全面做起，广泛吸收国际医疗领域的最新研究成果，虚心向国内外优秀医院学习。在独立自主的基础上，开放合作，用我们卓越的医疗服务自立于宁沪两地医疗列强之林。没有下一个 10 年的再次卧薪尝胆，不从基础做起，不从根本抓起，实现医教研水平的全面提升，美梦最终是一枕黄粱。产业报国，是我们今后 10—20 年的曙光。丘吉尔说过："战争的时候要有决心、毅力，战败的时候不可气馁、沮丧，胜利时要宽大为怀、知所收敛，和平时要广结善缘、与人为善。"我们当从中获得启迪、增强智慧。

未来10年，要坚持按照公司党委的战略部署，以“三基”“三严”训练为切入点，持之以恒地抓人才培养、业务建设。到那时，在国龙医院培养出百姓患者喜欢、信赖的有真才实学的医学专家将成为现实！（参照美国教材，关骅、胡庆合等教授及美国专家培训等，并采用“教＋考”两种形式双腿走路。）

银川国龙医院（或科室或员工）如何与上海国龙医院的科室融合发展是个大战略。这需要亚学科带头人或专家格局足够大、看明白、认真研究透彻、主动提出，公司才能帮助稳步推进。要防止银川国龙医院的同志沉浸在一个小环境中沾沾自喜而错失良机。

骨科：从基础抓起，携宁牵沪，搞二次创业，10年达到宁夏“积水潭”和上海小“六院”的水平，手术量达到国内第一阵营，医教研达到国家三级教学医院水平，引领国内行业发展。

产科：控一般数量、增重症量、建全学科，抓基础学术科研。

妇科、心脏科、新设立的肾脏科：作为今后10年的增长点，要以团队建设为抓手，实现质的突破。

外科、呼吸、消化、神经内科、中医骨伤：保驾护航、门诊为主、兼大手术和内科急重症。

康复科：骨科、产科重点突破，其他科稳步发展。

（二）医者仁心，患者至上，打造“百年国龙”的核心价值观

毛泽东同志提出：“一切为了人民的健康。”目前医疗社会化的大趋势是把医疗的权力还给人民。国龙医院坚持患者利益至上的经营文化，我们认为依靠规章制度管理出来的医院最多能及格，优秀的医院要靠文化制胜！

我国医疗体制改革和医疗服务行业发展面临诸多困难和挑战，甚至既得利益者不顾时势，安于现状，并竭力以“医改是世界难

题”“美国看病难而贵”来掩盖问题。在这样的市场条件下，国龙医疗要想生存并单项超越它们，必须继续坚定不移地创新和发展国龙医院“患者利益至上”的经营文化。这是过去、今天、未来国龙医院经营管理始终不变的根本理念。

国龙医院的市场是生命相托的患者给的！为患者提供良好的服务是我们获得认可的源泉，要像白求恩那样对人民极端热忱。任何医院都有两个十分重要的关系，其中最重要的是医院和患者的关系。因为任何一个医院都离不开患者，而患者可以选择不同的医院。国龙医院必须用感恩的心对待患者，要时刻铭记是患者以生命相托的感情和以乳汁抚养着我们。我们要苦学技术、努力工作，以报答父母养育之恩的情怀来心系患者，要有“但愿苍生俱保暖，不辞辛苦出山林”的至高境界来感恩患者。

作为国龙医院创始人，我要郑重地告诉大家（尤其是医生们）：当初在大家刚走出校门还没有能力为患者服务之前，肯定会为来自每一个不起眼患者的感谢而感动。但随着岁月沉淀，已经有一技之长的我们，也许已经不需要来自那些不起眼患者关注的目光了。而我还是要郑重地提醒大家：是千千万万个不起眼的百姓患者，以生命相托、用干瘪的钱袋子供养着我们。这不是我的个人观点，而是代表着当代中国社会底层患者与医生们的对话。你们已经或正在走向全国甚至国际，正阔步迈向中国的高层医学舞台（论坛）。而我本人虽然参与临床一线的工作越来越少，但看到你们一个个比我能干，我打心眼里高兴、自豪！我不会离开，我会一直用带着泥土的双脚丈量着宁沪山川的土地，与那些不起眼的患者共同关注着大家。我个人这种行为的局限并不代表思维的拘谨，我认为今天的国龙医生不要羡慕那些走升官发财、贪图享乐的医者旁道的人，而是要经常听听广大底层老百姓发出的真实的声音：

“百姓看病无人尊重，被欺、被骗，既难又贵。”

医疗是讲人性的行业，人类社会之所以区别于动物世界就在于人类具有高级思维，有道德情怀；动物只有单纯物质层面的、无精神层面的低级意识。医疗是人类社会互相帮助的道德情怀的具体表现。国龙医院的长治久安、稳中发展，要求我们必须与不尊重患者、不为患者着想、没有真才实学、千方百计诱骗患者掏腰包的做法永远决裂！

未来，是一群正知、正念、正能量人的天下。真正的危机，不是金融危机，而是道德与信仰的危机。与智者为伍，与良善者同行。心怀苍生，大爱无疆。

国龙医院成功的文化核心是坚持良好的医德医风。中国从古到今，大能大德的名医、良医不胜枚举。但是医院在如此规模、每年做如此复杂的大手术、接诊危重病人的情况下，还能保证人人纤尘不染、心地洁净，并获得患者肯定，实在是少之又少！这就是国龙人二十几年来真正创造的奇迹！国龙不只是没有吃请、红包、回扣，更主要的是坚持正确的经营指导思想（宣传产业报国，不以营利为目的）、作风（患者来院受尊重，员工及亲属不插队等）、理念（承诺），全员都能急患者之所急，时时想着患者，处处方便患者，一切为了患者，坚持以百姓患者为中心的工作导向。在这些年残酷的市场竞争中，我们始终坚持正派销售，为此忍痛放弃了多少大收入；我们必须以人为本，坚持诊疗以“人”的痛苦为中心的病，绝不能单纯诊疗以收入为中心的“病”。面对新技术、新药品的日新月异、目不暇接的情况，哪些适合患者，尤其适合眼前这个患者，是每个医务工作者必须思考的，同一种疾病的不同患者的诊疗需求是截然不同的。不断提高给百姓患者治病的技术和想方设法减少自费部分（即使自费也不可暗箱操作），要站在职业操守的高度去甄别和决策。虽然过度依赖现代医学科学技术可以防止医院收入差，还能防止百姓患者内心深处的失望与病痛，但捂得越紧，沉默得越久，爆发的能量就越大。这可能就是恶性伤医事件发生的主要原因之一吧！

国龙医疗的经营哲学理念是要有所作为，就必须坚持以百姓患者为中心的临床导向。脱离了这一点，国龙医疗的哲学就不会有吸引力、感染力、影响力、生命力。国龙医疗始终要坚持人民（百姓患者）是（医院）历史创造者的观点，树立为患者做学问的理想，尊重患者的主体地位，聚焦员工的实践创造，自觉把个人学术追求同医院、国家和民族发展紧紧联系在一起，努力开发经得起实践、人民、历史检验的临床项目，要为有病之人雪中送炭，不为有钱之人锦上添花。

要像白求恩那样对工作极端负责，按照院党委的统一部署要求，人人都做白求恩式的医务工作者，在达标中一个都不掉队！每年年终董事长招待会上，医生集团和管理人员要讲市场形势危机、医院发展路线危机、人力资源危机、患者满意度危机、官僚腐败现象、技术危机、经营文化危机。对深刻思考的优秀演讲者发奖金，然后大家共同享受美餐，防止借患者之口搞成对管理者的批斗会。要把院庆当成每年政治生活中的一件大事，讲政策利好、患者满意度进展、管理制度和方法的成效、员工奉献的成果，以此进一步巩固发展方向，提振全员信心，坚定信念，一定要防止搞成给一把手个人脸上贴金的吹牛会。

在医疗行业存在坑病人、骗病人等不良现象的竞争年代，实现四种牵引力的良性循环，是我们的生存根基与发展动源。爱祖国、爱事业、爱生活是国龙人力量的源泉，同情心、责任心、创新、敬业与团结合作是我们企业文化的精髓，患者至上是我们的行为准则，只有以此建设一个小环境，即形成追逐中国“梅奥梦”的国龙文化环境，才是我们生存与发展的根本出路；国龙医院的市场基础是患者、人才、技术和服务，也是医院成长的主要牵引力。这四种力量之间存在着相互作用，患者需求牵引人才，人才牵引技术，技术牵引服务，服务牵引更多更大的机会。加大这四种力量的牵引力度，促进它们之间的良性循环，就能使医院持续成长。

（三）不断完善全新的国龙特色体制和治理体系

国际上公认的好企业最有价值的是体制和激励机制。新体制下的国龙医疗是医生办医院，让医生和员工由劳工心态转向主人翁角色，护理人员管理并组织服务，对医院进行科学地管理。优良的质量是在实现战略中靠文化力量生产出来的，而不是领导监管出来的。

新体制的核心是坚持实事求是，这也是中国共产党人认识世界、改造世界的根本要求。国龙运用党的基本思想方法、工作方法、领导方法来运行医院，形成符合国龙医疗文化特色的方法论。不论过去、现在和将来，我们都要坚持一切从实际出发，理论联系实际，在实践中检验真理和发展真理。我们要坚持医生办医院，使劳工心态向主人翁转变，用科学的技术和方法管理，进一步消除人治，通过依法的系统设计、持续不断的培训，使团队依法自觉自愿地践行和完善工作职责及流程。

要千方百计建设企业活力，防止建设领导层的权力。高层要知道处处依赖基层，中层要明白时时服务基层，基层要社团化，并通过社团化消除被奴役感，换来主人翁感。要提高对一线（医生、中心）工作指令的执行力以及医院运营、医疗运营、市场运营的统一协调性。

与美国优选集团的合作让我们学到不少，但他们是商业公司，到中国来是赚钱的，缺乏企业家精神。尽管迈克先生历时 6 年、第 97 次来华才与我们签订合同。不只是谨慎，他们没有明确的根本目标，不肯扛上国龙医院发展的千斤重担。国龙人得到的只是耳闻目睹的启发，促使了观念的转化。他们培训我们的目的，都是希望你引进、引进、再引进，最终形成具有美国文化的医院。如果我们单纯以市场换眼前，市场丢光了，哪一样技能都难真正掌握。我们从实践中认识到，没有自己的临床、教学、科技支撑（管理）体系，独立发展是一句空话。没有独立的国龙医院管理、技术、科研、教学能力，就没有民族特色的中国“梅奥”的建设步伐。但值得赞赏的是，美国管理专家的工作是上心的、认真的、有解决实际问题的见解，是一丝不苟的。希望大家去美国能多学习，回来后多保持联系，不断引进新业务、新技术和国际化的管理人才及理念，那你就为国龙医疗甚至中国医疗立了一大功！

我是从贫困的大山沟里走出来的，受教育程度不高，是一个有“痴心”没私心的人，创立和共同驾驭国龙医疗这个航船高速行驶了二十几个春秋，其间由于强烈的工作激情与领导艺术不足，伤害了不少人尤其是管理者的感情，但我从不整人！大家对我现在有意见没有关系，待我彻底离开工作岗位后没有意见就好了。所以我的功过是非没有必要也没有时间去细细述说，待久远的将来让历史慢慢去评价。目前摆在我们面前的紧迫任务，是解决眼前的问题，特别是体制上存在的问题。公司二十几年都是我一直做一把手，形成套路模式，造成一些人不看患者只讲自己辛劳、给某个人干的倾向十分突出，甚至出现其他人指挥不动的可怕现象。他们不是千方百计落实直接领导正确的指令，而是按自己的私利扯问题、挑毛病。眼前这么大的企业，我连人名都难叫上，很难做到知人善用,创造性地识人、用人、评价人的工作机制要用新的方法来形成,这是企业目前最大的挑战。这种两张皮组阁的弊端任其发展下去,将不利于企业发展的连续性,形势逼迫企业党组织要培养更多的德才兼备的干部来积极主动地适应新环境的磨炼,才能尽快扭转局面。

我们要巩固国龙医院创造的指挥形式。党员必须服从党的领导,个人利益必须让位于党组织代表广大员工确定的大目标,任何干部都不能凌驾于组织之上,更不能随意改变公司的规章制度。

党组织带领工妇团通过学习(培训)来牵引全员先进文化的自觉性。党组织要时刻坚守阵地,通过创新各种活动让党旗始终高高飘扬在每个人的心中,让那种强大的仪式感,对人的潜意识进行牵引,最终达到对人的灵魂深处的长久影响和洗礼,使我们的每一位党员都能发挥"聚是一团火,散是满天星"的模范带头作用。

公司党委党校(职工培训学院)通过培训牵引流程自觉性。正如党校对党员干部服务人民的思想意识进行强化,我们通过国龙培训学院对党员的党性原则、初心使命进行强化,对员工的技能、工作流程进行培训,让规范化、标准化成为员工潜意识层面的习惯思维和习惯行为。

优良的质量是生产出来的,不是监管出来的。国龙医院的管理工作要从帮助医生顺利工作入手,不是上面简单地下达行政指令。要抓规范、流程,以此来评价结果。

院内开会要增强实用性(尊重员工,避免强迫,避免会议组织者自娱自乐),解决开会效率低和浪费时间精力的问题。有效防止管理团队慢慢忘记患者、脱离员工,克服管理者以开会为主要手段而一开了之,使工作离实际(患者需求)越来越远。防止出现用训话(开会)向下不断灌输自己的"正确"思想而自娱自乐的现象。要纠正我们开会造成的惊人的时间精力浪费，以及形式不创新、效果低下、越来越没有人重视的问题。防止形成建设权力重于建设医院的问题。这个警钟需要经常敲、时时敲。今年我们如期搬入新医院，医院大了，思维要大、格局要大、手笔也要大，要形成新常态。就拿开会来讲，需要不断提高开会的水平、档次、方式、方法。取消多年一以贯之的开会理念、形式、方法，尽量少开会、开短会，改空洞式开会为沟通性开会，要让每个参加者会后在思想行动上都能见实效。内部开会不设领导主席台，PLC、MEC、CEO 坐在下面前排，时刻体现医生主事和围着医生工作转的理念；各种晨会、周会、月会、季会，院长、管委会主任都要紧贴医生工作满意度，严防与医生患者满意度分离的现象发生。讨论问题要符合发展纲要的精神，标准要符合 JCI 的要求。在此基础上每个会议都要有明确的主题，会前主持人要熟知与主题相关的国家地方法律法规，了解涉事各方的文字以外的诉求，解决该问题和连带问题。短问题与长计划要有机结合！决策的依据是公司的宗旨、目标和基本政策；决策的原则是从贤不从众。真理往往掌握在少数人手里，要营造一种环境，让不同意见存在和发表。一经形成决议，就要实行权威管理。

通过全员做白求恩式医务工作者的活动，让 JCI 要求及方法落地有声。JCI 的推广和考核要作为每月全院一切工作的头等大事来抓。首先是全员要知道什么是 JCI，院长和高管要手执本本去一线工作、帮助工作、指导工作、评价工作。其次是考核人员要人到、心到、行为到，标准辨别准确、裁定科学。把该项工作变成流程和质量利剑，高悬在各项工作的上空，引领和牵引全员，并按结果进行奖罚。全员应当始终熟记并应用各项规章制度、岗位描述、SBAR、AIDET，敬畏制度、遵守制度，任何人都不搞特殊！

(四) 坚持国龙特色的员工团队建设

在同理心和同情心驱使下，全员展现的患者至上的工作态度是单位最重要的财富！曾国藩说：“吾人只有进德、修业两事靠得住。”要把国龙医院建成神圣的医学殿堂，全体员工(尤其是骨干医生)心无旁骛而富有激情地在此学习工作，任何上级(领导或医生)不得把别人踩在脚下追求自己的荣耀或金钱或快感。

国龙医院的辉煌及未来的梦想，是广大员工创造的，一定要让员工享受发展的成果。员工是医院的主人，医院是员工的靠山！我们要清醒地认识到，医院不仅是我们每个人展示才华、实现梦想的舞台，更是我们养家糊口、求生存的平台。我们要把自己当主人，像经营自己的家庭一样珍惜呵护。只有这样，我们才会迸发出无比强大的能量，才能战胜一切困难与挑战。

要用党的初心使命、博大的胸怀和与时俱进的方法把一代一代新加入国龙的年轻人培养成有梦想的优秀成员，力争一个都不掉队！对不能融入国龙文化的员工主动进行淘汰，医院不能精准地辞退不合适的员工，社会必将淘汰这个医院。

要让国龙团队的每个人都明白：没有人会直接给我们自己想要的东西，只能给机会和平台。在通往成功的路上什么都不缺，缺的是像鹰一样的眼光，像狼一样的团队韧劲，像熊一样的力量，像豹一样的速度。只有你讲诚信、懂感恩，成功才一定属于你！平台才一定属于你！平台、商机、机遇，抓住就是你人生的财富。机会从不等待犹豫者、观望者、懈怠者、软弱者。

国龙团队人人要善学勤思、追求平淡。现状是部分人不敢自我超越，有的人夜郎自大。而要改变这一现状的唯一方法就是学习，没有捷径。只有通过博览群书(专业、古典文化、历史经典、哲学思想等），不断提升自我的认知能力，提高自身修养，让知识升华为文化，才能做具有“根植于内心的修养、无须提醒的自觉、以约束为前提的自由、为别人着想的善良”的国龙文化人。

薪火相传是人类、民族、国家、企业、家庭共同的目标，只是方式路径不同而已。我本人没有搞股份家族继承，一是希望探寻一个一代更比一代强的发展机制，二是通过建立新型劳资关系让员工有主人翁感，终极目标是让患者受益、促进医改。

过去二十几年国龙人都听党话、跟党走，以白求恩为榜样，做百姓患者心目中的好医务工作者，做全社会充分信赖的品牌医院。国龙医疗始终相信和依靠党和政府发展企业，绝不委托任何个人或民间组织解决外部棘手问题。对待任何社会邪恶势力的骚扰，坚持依靠党和政府来解决，更不自搞队伍护身或护院。国龙医疗始终坚持与黑恶势力不结盟、不结怨、不组织的“三不”原则。

国龙医疗今后长期的任务是由过去形成“内引外联”的构想，到未来努力推进“新瓶装新酒”的战略，实现建设民族品牌医院的目标。

全体党员、干部、医生要努力学习，练就准确洞察医院持续发展这个充满矛盾的过程中各种问题的慧眼。要明白技术和体制创新必然会带来一段时间的繁荣发展，繁荣发展一段时间后又必然会引发新的结构变化和权力再分配，又将对医院产生深远而根本的影响，这种影响又会引发新的矛盾（阻力），达到一定程度时又会催生新的创新方案。

国龙医疗的每项事业都遵循继往开来的发展规律。2006 年建院 10 周年时，我们感到在中国民营医院的专科技术也能达到三级教学医院的水平。2008 年，我们开始学习推行 JCI 理念，当时促进了银川医院各环节质量的根本提高，由此我们进一步明确生命前沿学科国内看北上广、国际在欧美的认识。经过几年的考察，2010 年 8 月开始在上海筹建医院。经过 3 年深入细致的市场调研分析，在银川办院基础上形成了更高层次的独特理念。上海国龙医院开业后，我们通过请美国杜克大学骨科研究所原所长陈隆恩教授任院长的实践以及到香港大学学习，开始对欧美医院有了进一步的认识。2014 年，我们在与美国优选集团谈合作的过程中，中美医疗的差距一步步被显现出来，让我们心中的目标更加明确，完成了内引外联实质性的步骤。医院的快速发展激发了员工推动医院由“价值”医院向“品质”医院转变的热情与动力。我们一面请国外设计师设计银川新医院，一面组织大量管理人员去美方合作医院进行培训学习，借鉴他们的做法，结合国情和宁沪办院的实际体会，形成了银川医院的新体制，并于 2016 年 6 月开始在老医院试运行，几年来取得了良好的效益。2017 年，我们开始在总结试运行经验教训的基础上，组织相关人员用“头脑风暴”的方式编写银川新医院的经营指导思想和运行机制的材料。我们随后带着形成的文字材料和疑惑(问题)，派 5 名英文较好的人员去美国合作医院考察学习了 6 个月，其间我两次去共同学习、释疑解惑。我们对现代医院的体制、运行方式和通过培训自我赋能、通过考核牵引工作等一系列重大问题和工作细节有了进一步的认识，加深了对美国合作医院的体制和运行机制的理解。2018 年春节后，我们组织相关同志夜以继日地结合老医院的试运行情况，参照出国形成的框架和二次学习的新内容，按照国家和地方的法律、法规及公司的规章制度，写出了“新瓶装新酒”战略架构下的一套文字规范。经公司党委、董事会和职代会批准后，于 2018 年第四季度进行模拟培训，调整后又于 2019 年第一季度进行模拟试运行，同年 5 月 18 日开始在新医院运行。从几个月的运行情况看，新的体制和运行机制基本符合欧美理念和“新瓶装新酒”的战略。至此，历时9年投资11亿元的宁沪两地近15万平方米的两处新医疗用房已经建成，新的体制和运行机制已经开始顺利推行。这着实使国龙人为之高兴和自豪！短暂的兴奋之后，如何持之以恒、反复磨炼、不断创新，实现“新瓶装新酒”的战略还是个艰难的大课题！企业规模大了、体制新了、要求高了，似乎过去熟悉的越来越不用了，用的越来越不熟悉了。大家感到陌生和不适应，各项新的培训和考核还没有深入人心、成为自觉行动。一句话，如何尽快形成并适应新常态，是我们面临的新挑战。

据此，公司党委决定一方面加强全员培训与考核，另一方面对现有中级及以上医生提出新要求、建设新目标。即对人文和“三基”进行再培训，使他们的职业道德、临床工作能力、教学和科研水平与欧美医科大学的要求相一致。在国龙医院的技术较高水平发展了23年、管理不断改进了23年、医德医风也规范运行了23年的情况下，我们要使我们的精神世界和医疗行为完全跟上国内外新的发展步伐，为20—30年后建成民族品牌医院打下坚实的基础。

我们需要翻越三座大山。一是在引导有技术的国龙人由功利境界向道德境界修炼的过程中，让国龙医生不断提高学科眼界和精神境界，成为国内优秀医生中的一分子，实现可持续发展，为民族品牌医院建设奠定基石。二是通过在医生中培训和选拔老师，弥补医生入门时缺乏精英教育的先天不足；让中级及以上医生临床、教学能力和自我学习积极性不断提高，使国龙医生始终不掉队。三是通过与国际接轨的方法对新加入的医师再进行6年左右的严格培训，夯实基础，积累实实在在的工作技能，培育和选拔出更高、更强的独立执业医师，即国龙 Attending Doctor 制度。

我们要彻底改变人力资源工作薄弱的现状，这不仅仅是 HR 的事，而是每一任院长和高管及全体骨干的头等大事，需要全体管理人员共同来抓。我们要克服有关机构的规范培训造成的人才垄断，防止规范培训没有人管、无人会管，从而造成医生技能停滞、枯竭，或者规培后不愿意回基层和中小民营医院。管委会主任、院长要带领全体管理者用父亲般的胸怀接纳每一个员工，用母亲般的慈爱关心帮助员工成就事业，实现国龙医疗伟大事业的跨越式发展。

公司规定，国龙全体员工无论职位高低，在人格上都是平等的。人力资源管理的基本准则是公正、公平和公开，形成团结、紧张、严肃、活泼的工作局面。国龙医疗永远坚持人力资本不断增值的目标优先于财务资本增值的目标，不断吸引一代代“一贫如洗”的梦想家加入，为医院的发展不断注入新鲜血液。国龙医疗通过各种方式完善知识资本化，比如建立医生集团。突出医生在办医院中的核心地位固然重要，但充分发挥护理团队的管理和服务作用更为重要，全方位立体的团队建设最重要。在人力资源管理上，不仅在战略上重视、人格上平等、奖金上区别、培训上分类，还要有地球村的理念，不分国家、民族、宗教、肤色、出身、工种，一视同仁，不拘一格，择优使用。

要充分认识和落实规范下的自由，庇护国龙精英的战略意义！事业要发展，人才要增加，是企业发展的根基。要严格入职流程，注重入职培训的内容、方法、效果。

在招聘人才上，国龙公司依靠自己的宗旨和文化，成就和机会，以及政策和待遇，吸引和招揽到了一流人才。我们在招聘和录用中，注重人的素质、潜能、品格、学历和经验。按照双向选择的原则，在人才使用、培养与发展上，提供客观且对等的承诺；根据公司在不同时期的战略和目标，确定合理的人才结构。这是一项长期和常态化的工作。

人才引进是医院高端人才的补充，手段不可或缺，但不可忘了培养而仅靠常态化引进。其引进原则是：宁夏以教学医院骨干为主；上海医院目前主要看引进人才是否有真才实学、有上进心、有继续学习的动力、有工作激情，能否做实际工作。

培养（留住）人才是企业百年不变的主题。国龙医疗是个大企业了，与以前不同了，绝不能沿袭作坊式生产，还是要讲中国式政治。建设实用人才队伍，首要的是树立正确的世界观、人生观、价值观。只要掌握了这把总钥匙，再来看社会万象、人生历程，一切是非、正误、主次，一切真假、善恶、美丑，自然就洞若观火、清澈明了，自然就能作出正确判断、作出正确选择。严格防止培养成好高骛远、争抢功劳、好吃懒做的队伍。带教一定要做到传道授业解惑，别人不教我们教。目前我们要尽快解决教师培训选拔和对住院医生的培养抓不实的问题，展开常态化培训和工种专题讨论，例如“当主任的酸甜苦辣”也可以作为专题进行职业认识讨论。

国龙团队的工作考评，是不断完善团队建设的根本抓手。公司通过考核科室来评价医院，医院通过考核个人来评价科室。国龙公司人力资源管理的长期任务是参照国内外先进有效的做法，建立客观公正的价值评价体系。员工和干部的考评，是按专业有明确目标和要求的，是对每个员工和干部的工作绩效、工作态度与工作能力的一种例行考核与评价。工作绩效的考评侧重在绩效的改进上，宜细不宜粗；工作态度和工作能力的考评侧重在长期表现上，宜粗不宜细。考评结果要建立记录，考评要素随公司不同时期的成长要求应有所侧重。在各层上下级主管之间要建立定期述职的制度。各级主管与下属之间都必须实现良好的沟通，管理者要用比学赶帮的劲头对待本职工作，用欣赏他人的心态搞好团队建设，以加强相互理解和信任，沟通将被列入对各级主管的考评之中。员工和干部的考评实行纵横交互的全方位考评。对考评结果，被考评者有申诉的权利。

每个员工主要通过干好本职工作为实现医院目标作贡献。员工应努力扩大工作视野，深入领会医院目标对自己的要求，养成为社会作贡献的思维方式，提高协作水平与技巧。另一方面，员工应遵守职责间的制约关系，避免越俎代庖，有节制地暴露因职责不清而被掩盖的管理漏洞与问题。员工有义务实事求是地越级报告被掩盖的管理中的弊端与错误，形成上下互动的良好局面。允许员工在紧急情况下便宜行事，避免医疗风险，以及减轻风险。但是，在这种情况下，越级报告者或便宜行事者，必须对自己的行为及其后果承担责任。任何人都不得阻挠甚至打压员工越级报告。

对于不符合国龙医疗团队文化的人员我们要有科学的解聘退出机制。我们要有竞争与淘汰机制，建立规范的员工解聘和辞退程序。对违反公司纪律和因牟取私利而给公司造成严重损害的员工，根据有关制度劝其离院或强行辞退。对违法者将移交司法部门处理。各医院要从重处罚骂架者，更不能容忍打架等现象的发生。不断吐故纳新，是衡量医院健康发展的标准，每年不合格员工的淘汰率不能小于4%。另外我们历来强调不谋求改造人性，即不要结死疙瘩，无论员工自己离职还是医院解聘都要十分重视，在员工离职前，医院相关的责任要履行到位，要强调办手续的流程和流程质量，最后一定要让员工带上纪念品离院。

(五) 坚持国龙特色创新能力的管理团队建设

为官一任，造福一方。要做到不谋私利，克己奉公。对个人的名誉地位利益，要想得透、看得淡，自觉打掉心里的小算盘。

随着医院高速发展的阶段性任务完成，需要由发现人才并扶持干事向广泛选拔德才兼备、不断培育提升、形成团队的战略过渡。

干部要有意志、有胆略、有责任、有决断、有担当，要授权不授责，下级才信任你、群众才拥护你。干部（尤其是一把手）需要千方百计地执行规定、维护制度，要按规范和流程承担责任、抓铁留痕（文字记载），切忌按个人意愿随意修改或制定制度。

共产党人和领导干部要以遵守纪律为荣、以搞各种特殊为耻！为此，我们 2017 年对领导干部提出，要志存高远，要挺起共产党员的脊梁，以产业报国为己任，坚持患者至上，不为亲朋谋私利，认识自己，降服自己，改造自己，才能融入团队，共创国龙辉煌。医生集团的领导一定要通过不断学习，实现自身修养和能力的不断提升，一定要尊重别人和别人的工作，防止经常强迫别人围着你自己转，以及经常为自己的名利、地位着想。任何人不得凌驾于他人之上，更不得凌驾于组织之上！

白求恩说："只要相信和依靠群众，就能办好一切事情。"国龙的领导层要坚持简单、正直、无私、奉献的理念，只有充分地信赖群众，集上中下全体员工、左中右所有患者的能量谋求发展，他们就会拥护我们。要自己受得了"委屈"，才能与别人合作，防止千方百计地证明自己永远正确，却忘记追求国龙的目标！

国龙人最怕执政团队尤其是高层领导听不到患者和员工的呼声，更可怕的是领导用权力来规训别人并评判事情，不是用心来换取员工的主人翁感、归属感以及患者的被尊重感。要防止领导天天顾私事、忙大事，而员工和患者的小事没有人负责，即"六朝何事，只成门户私计"的古代戏在国龙上演。

我们要不断创新企业党建，建设组织纯洁、队伍纯洁、思想纯洁、行为干净的国龙医疗管理团队。我们要坚决抵制和反对“山头主义”，这也是习近平总书记在党的反腐斗争中具有现实意义的总结。员工最痛恨特权和腐败！最看不惯将相不和！最瞧不起争权夺利的当权者！

任何事情都有两面性，决策前每个人都有充分发表意见的权利，决策后要尽快调整思路，拧成一股绳，要鼓起劲干实事。执行中出现问题，本着党性原则在合适的时间和地点堂堂正正地提出来讨论，形成新意见。防止放弃党性原则，在不合适的时间地点鬼鬼祟祟地扇阴风、点鬼火，故意制造负面影响。

医生围着病人的需求转，其他人围着医生的工作转。这指的是医院运行的状态，需要互相尊重，需要保持常态化的沟通。医生尤其是有领导权的医生始终要主动了解全员的工作情况，避免不去了解全员感受，就突然出现在努力爬坡的运输车队中，不问青红皂白地扳扳这个方向盘、踩踩那个刹车。

员工拥戴的高素质干部队伍应像白求恩那样乐于奉献、无私助人。干部打铁还要自身硬，懂医院、知患者，不懂基层的人不能做领导，不能高高在上规划别人。干部要有燃烧自己、奉献企业(患者)的精神，中国自古以来就有忠孝不能两全的文化，要树立建设好国龙医院、实现产业报国的思想，不可一味地只考虑为个人、家庭做事，只为养家糊口或贪图享乐的人不能做国龙医疗的高管。医院管理者要有持续的工作激情(情怀)，社会需要干一行、爱一行、精一行的人。作为个人来讲，在社会上不但要找到一份好的工作，还要干出一片天地。关键是仅仅到此为止是远远不够的，还需要终身持续做，并不断改进。有志于干一番事业的人要享受过程，切不可光享受结果，即自私地独自享受结果。如果个人激情下降，或目的不纯，从事业角度出发，就要尽快换有激情的正直人接班！

新医院搬入后，面临如何实现“新瓶装新酒”的战略，按照银川医院的经验，让新人从一开始就接手比半路交接利远远大于弊。应该选对企业有感情、有国际视野、有奉献精神、敢于抓工作、善于推动工作的年富力强的人从一开始干起。管理人员一定要有基础的工作经历和转科经历，防止乱指挥。这就是我说了很多年的权力再分配的问题，这是一场深刻的自我革命，当局者和旁观者都要明白、理解和支持。

我们要有管理基础，会运用源创新。要学习掌握认识和实践辩证关系的原理，坚持实践第一的观点，不断推进实践基础上的理论创新。我们推进各项工作，要靠实践出真知。理论必须同实践相统一。我们引导全体员工学而信、学而用、学而行，坚定国龙的道路自信、理论自信、制度自信、文化自信，更好地用科学理论武装头脑、指导实践、推动工作。要坚持理论联系实际的毛泽东式学风，坚持临床一线问题导向，注重回答普遍关注的临床工作上的具体问题，注重解答疏导员工思想上的疙瘩，反对主观主义、教条主义、形式主义，防止空对空、两张皮的做法。

管理团队始终要维护患者和广大员工的利益（特别是临床医生的利益），要时刻防止只重视少数人的利益或主要领导与下属抢功劳。一个大企业高管除了要感恩顾客，还要感恩员工。“近员工远亲朋”是永恒的话题，我个人这些年基本上做到了，但很难！因为不同人的理解是不同的，我为此得罪了很多人。一个大公司的一把手，首先要简单正直，不要和员工斗心眼，更不能整人。一把手做得时间长了很孤独，最容易和少数人经常来往，这往往是小圈子的开始，久而久之会出问题。另一种情况是要对太关注你或经常对你赞赏有加的人尽量减少来往。孤家寡人是不得已的一种境界！群众路线、统一战线、批评与自我批评是我党的法宝不能丢！我多次讲作为中国民营医院的高管要学习马克思主义哲学，提高战略思维能力、综合决策能力、驾驭全局能力，才能团结带领员工不断书写国龙医院发展的新篇章。只有反复认识自己、降伏自己、改变自己的人，才能通过融入团队来改变别人。否则，你会在聪明地看懂别人的情况下，对自己干不出成绩甚至群众和党组织不让你干而感到憋屈。所以，简单、正直、顽强、奉献是国龙医院多年倡导的基本管理法则。

每两年的业务考核要认真规划、科学实施，切实办成展示国龙医生水平的平台（前 1 年开题）；管理考核要讲管理者的研究成果。高级考实力，中层以下考"三基""三严"（医学＋专科）。"三基""三严"是下一个十年的重点，要充分利用关骅等教授的示范，防止以后没有人会了。

（六）我们要建设一个战略发展与管理研究体系

国内外研究表明，一个企业能生存 10 年靠创始人的能力，生存 50 年靠组织战略，生存 100 年靠精神。为了做到知患者、懂医院，我们需要不断研究内部关系。美国患者看病并不容易，更不便宜，可他们对各种关系的研究和处理更为得当，也就没有那么多事情了。在国龙医院，纠纷在慢慢减少后又有所抬头。企业高管在位时要明白这个道理，二十多年的大企业战略战术要两手一起抓！

研究政策：建设中国"梅奥"与共建"一带一路"的发展方向是一致的。党历来高度重视理论建设和理论指导，强调理论必须同实践相结合。我们坚持和发展中国特色的医疗卫生事业，必须高度重视理论的作用，增强理论自信和战略定力。在新的时代条件下，我们要进行伟大斗争、建设伟大工程、推进伟大事业、实现伟大梦想，仍然需要保持和发扬马克思主义、毛泽东思想、政党与时俱进的理论品格，勇于推进不同历史时期实践基础上的理论创新，全面贯彻落实习近平新时代中国特色社会主义思想。

研究管理：作为无市场呵护的大型民营医院，更要加强管理研究，包括系统规划（院内院外）、集成研究（多要素运行关系，包括党工妇团）、推广运营（落实即付诸实践，互不添乱）等。公司要保证按销售额拨付研究经费，坚定不移地发展10—20年，初步建成具有世界先进水平的科研体系，为中国“梅奥”建设奠定坚实的基础。这方面的工作过去一直在做，但参与的人太少。核心问题是不少人凭一线工作时的直觉简单思考，把干成眼前事和研究落实混为一谈，不明白这其实才是真正意义上的医改！

研究医疗产品：医院医疗产品的战略研究要站在时代的高度，高瞻远瞩，脚踏实地。要在基础研究上、公共资源的研究与管理上、人才的战略培养上，在博导、硕导的资助预研上，在对有创意的、实用的保健康复医疗管理项目的引进上，进行大胆而精密的系统研究。要造就和培养一大批优秀分子，要敢于打破常规，要敢于做新一代的“医疗怪人”“医学疯子”，把国龙医院从技术创新引领到思想创新。我们的产科、关节、脊柱等发展快的科室事实上就是产品研究。

研究市场：我们要建立一个吸取国际精髓的、符合中国国情的、具有国际水平的专科医院市场营销系统。我们要重视培育一支高素质的、具有团队精神的营销管理队伍，重视发现和培养战略营销管理人才和国际营销人才。培养方法是内外结合、长短结合、脱产与业余结合。我们要根据长远目标来建设营销队伍，要用3—5年的时间来达到与国际接轨。要求是既不能像公立医院，也不能像目前的国龙医院，更不能像目前有些民营医院。

研究经济：资本市场、举债问题、成本问题，经济增长方式与品质提高的平衡、收入分配与增长效率的平衡、公司治理与政策规范的平衡，等等，都是有待研究的课题。

研究创新：研究中国医疗的经济学思维模式，适时解决患者来医院看病不自费的问题。同时时刻关注人工智能的应用推广，条件成熟后，一鼓作气应用推广。

（七）进行全方位的监督监管

有效驾驭企业生命的周期律，除了一直要走正确道路、反复实践、不断创新，还要进行有效的监督，让腐败和营私没有生存的土壤。要充分发挥公司的自律作用，让党委统领工会、职代会、股东大会、妇联、团委，把握方向、制定战略，通过全过程民主管好党员、干部、医生，共同发挥协同促进作用；让董事会在党委的有效领导下，带领经营班子、全体员工搞好医疗、医院、市场运营，同时搞好教学、科研工作，使员工对工作不敢掉以轻心，服务好患者；让纪检委、监事会充分发挥监督作用，让领导守规矩，不敢腐败，敬畏制度，营造一个风清气正的干事创业环境。

（八）全公司一盘棋的运营问题

国龙人在银川创造了奇迹，但成功的确来之不易啊！从当下形势看，中国缺少的就是真正为百姓患者创造价值的医院（即会诊疗内科急重症、做外科大手术的医院）。公立医院虽然是医疗行业的绝对主体，但由于政策导向和医院自身的生存发展需要，部分医院逐步走上了一条“建设靠国家、吃饭靠自己”的趋利之路，个别甚至已经背离了政府设立公立医院（公共产品）的初衷，更不能真正满足人民群众对医疗服务日益增长的需求。不知从何时起，医疗成了充满争议的行业，出现了坑病人、骗病人的问题。患者没有办法甄别自己的病情，没有知识鉴别能力，需要医生用高尚的品德和专业的能力提供客观的、亲人般的建议。在这种情况下，建一所有技术、有特色、服务好、收费合理的百姓患者医院，是符合社会需求和人民的意愿的。

由于宁夏地域和市场规模的局限性，很难会被广泛认可，也很难真正做强。为了实现思想的不断跨越，把“宁夏国龙”逐渐建成“中国国龙”，要在工作上不断地自我否定、自我赋能、自我牵引，在战略上实现“宁拖沪”逐渐向“沪牵宁”转变。2006 年后，我们在大连、青岛、深圳、上海反复考察论证，2010 年，召开两次董事会，才确定在上海创立国龙医院，开始在浦江两岸吹起一股清新的国龙风，也请到了美国专家、联合上了美国优选集团。

几年的来来去去，国龙人在思想上与上海甚至美国的距离被拉近了，了解了两地和两国的发展差距，有力促进了国龙医院的发展。只是上海国龙医院虽然市场势头很好，但速度不够。究其原因，是因为缺乏对在上海办医院和与美国合作的深刻认识，骨干医生在小市场中过亚学科小日子的思想严重，没有真正形成心中的大目标，甚至没有主动去做“中国国龙”骨科的梦，从而导致银川新进医生中开始出现人才浪费的现象。

最近我有幸考察了上海几个超级国有企业和长三角的几个乡镇企业，暗自庆幸咱们当年在上海布局战略的重要性、及时性、恰当性，这是我作为班长几十年最满意的一笔。否则，我们一定会滑入内陆地区不想开拓的思维和运行模式中。

我们相信，只要骨科医生全员都能团结一心、加强学习、开阔视野、放弃小目标、追求建设“中国国龙”骨科的目标，按照公司党委号召的“三基”“三严”一点一滴地做起，再用 10 年左右的时间能够实现“宁帮沪”向“沪牵宁”的战略转变，即宁夏每年达到 10 000 台左右的手术，上海达到 5 000 台左右的手术，使国龙骨科进入国内第一阵营。心内科和产科虽然有临床能力，但还没有形成过硬的团队，要开阔视野、努力拼搏、迎头赶上。到那时国龙医生集团将成为国内引人注目的优秀团队之一。现在不是讨论干不干这个 10 年规划目标的问题，而是要研究干得好与坏的问题了。

具体方法：

宁帮沪：从现在开始，宁夏骨科亚专业自主经营上海骨科亚专业的发展。即前 6 年左右的时间任命两个教练，一个负责宁夏带教，一个负责上海市场的适应与拓展，两人全面提升自己，轮流进行；到第 10 年左右逐渐形成以上海医院为龙头的同行信赖、有市场份额、对人才有吸引力的国龙骨科。

沪牵宁：骨干医生扎实地从基础做起，搞二次创业，十年后，充分利用上海一线城市的优势，使医教研综合实力全面提升，为国龙骨科探索出更加宽广的发展之路。宁夏医院相关科室自主经营，即派人来上海，上海医院考核并付工资；科室自主积极地参加上海的学术组织。上海医院要加大力气招聘、选择、培养适用性人才。

综上所述，民族品牌的医院需要宁沪融合发展形成的综合实力，而上海滩是民族品牌医院的出海口和最佳的展示台。过去宁夏医院综合实力不够加之正在建设新医院，只是布局而已，现在该行动了。希望大家志存高远，奋发图强，不要错失良机。我这辈子的最大梦想是能在上海滩听到国龙人代表中国发出国龙骨科的强劲声音。

中共宁夏国龙医疗发展股份有限公司委员会关于青年工作发展规划(2020—2030 年)*

前　言

银川国龙医院始建于 1996 年,历经 24 年的艰难发展,逐步由小到大,从宁夏到上海,从上海到美国,正在按照与国际接轨的模式运行,朝着创建民族品牌医院的目标迈进。

当前国龙医院规模扩大,医疗业务发展迅速,新招的青年人员倍增。其中,35 岁以下的青年员工已占员工总数的 73.25%,特别是 35 岁以下的青年医生占比为 55%。青年人有理想、有道德、有文化、有纪律,是医院持续发展的根基和活力所在。青年有梦想,医院才能有希望;青年素质强,医院才能创辉煌;医院有希望,青年才会有前途。因此,做好青年人的培养工作,直接决定着医院未来的发展后劲如何。为适应医院高质量国际化发展的新形势,从现在开始,进一步持续做好未来更高水平人才队伍的建设,是一项十分重要、重大而紧迫的战略任务。为了培育一大批具有白求恩精神的青年人才,创建与国际接轨的民族品牌医院,实现百年国龙的远大目标,特制定《中共宁夏国龙医疗发展股份有限公司委员会关于青年工作发展规划(2020—2030 年)》(以下简称《规划》)。

* 本发展规划经公司党委会审议通过,于 2020 年 10 月 26 日印发实施。

本规划所指的青年，是指公司及所属医院在编在册、在职在岗签订劳动合同关系的35周岁以下的青年员工。

一、指导思想

坚持党委对青年工作的统一领导，深入学习贯彻习近平新时代中国特色社会主义思想，以及国家和宁沪两地的政策法规。按照公司章程、发展纲要、新体制等要求，结合医院职工培训工作，创新培养机制，着力培育一批符合党和国家医疗事业发展需求，德位相配、德艺双馨、技能高超、勇于担当的新一代国龙人，为振兴祖国医疗事业，建设民族品牌医院贡献自己的青春力量。

二、基本原则

在公司党组织领导下，坚持马克思列宁主义毛泽东思想青年观和中国特色社会主义青年运动发展方向，增强“四个意识”，坚定“四个自信”，永远保持政治定力。听党话，跟党走，坚持党旗所指就是团旗所向，坚持党管人才，以党建带团建，不断提高培养青年工作的能力和水平。

坚持工作导向。以青年员工为重点，尊重青年员工的主体地位，把握青年员工的现实需求，把提供服务与成长成才紧密结合起来，让青年员工有更多的归属感、获得感和成就感，促进青年员工在投身建设民族品牌医院的实践中放飞青春梦想，积极向上进取，在全面发展中建功立业。

坚持创新管理。尊重知识，尊重人才，从战略高度看待青年员工的事业发展，积极探索和完善青年人才培养体系和运行机制。

党委加强领导，董事会和工会、经营班子、团委、妇联等各方面协同施策，共同营造有利于青年员工成长成才的良好环境。

坚持与时俱进。及时了解新时期青年的特点和他们关注的热点，优化青年成长环境，服务青年需求，维护青年发展权益，促进青年全面发展。引导青年树立正确的世界观、人生观、价值观、道德观。

三、总 体 目 标

国龙特色的民族品牌医院特点是：让党和政府放心、与国际接轨的体制机制系统，有竞争力的白求恩式团队，患者有品牌消费感、员工有自豪感。

国龙医院未来10年发展规划有着清晰的路线图和目标任务。银川医院到2022年门诊量控制在30万人次左右，住院量为1.5万人次，收入为3.8亿—4.2亿元，人均收入为27万元左右；上海医院到2022年圆满完成骨科手术1 000台以上的战略规划，通过更多的准入来实现收入为0.8亿元左右的目标。

到2026年建院30周年，通过不断创新、技术进步、与国际接轨，宁沪医院业务量、收入较2018年翻一番，总收入为5亿—5.5亿元，员工总数为1 500名，人均收入达到35万元左右，成为区域内社会广泛认可的骨科特色医院。

到2030年，完成非营利的慈善运行机制，达到国内外同行普遍认可的、与北上广三级甲等教学医院同质的技术水平和科研教学能力，实现与国际接轨的成熟内部管理机制，推进患者满意度向体验度转变的建设工程。

到2046年即建院50周年前后，成为富强民主文明和谐美丽的社会主义现代化国家医疗行业中的标杆医院之一。

围绕以上奋斗目标，对于作为医院核心力量的青年员工来讲，使命光荣，任务艰巨，责任重大。需要青年同志把自觉接受党的领导作为根本，将白求恩精神融入新体制和运行机制，实现与国际接轨的患者体验度；通过科学和民主的发展措施，让青年人在友好与关照的环境中，树立创新、简单、正直、无私、奉献的精神，成为受人尊重的群体，在充满争议的行业中把国龙医院建成民族品牌，实现产业报国。

四、重 点 工 程

(一) 大力推进弘扬白求恩精神工程

白求恩是优秀的共产党人，是医务工作者学习的典范。根据公司党委的统一部署，把白求恩精神融入医院的精神文明建设之中，广泛深入持续地开展以白求恩为榜样，人人争做白求恩式医务工作者的达标者。要把向白求恩学习的活动作为只有开工、永不竣工的世纪工程来建设。每年组织 1 次白求恩读书会，开展读好书、写好文的比赛。在提升文化精神认知的基础上，进而组织开展学楷模比技术、比服务、比奉献的活动。通过持久的学习教育活动，教育青年员工要像白求恩同志那样对患者极端热忱，对工作极端负责，对技术精益求精，对同事毫不利己、专门利人，立足本职，忠于职守，爱岗敬业，创造行业一流的工作业绩。始终把白求恩精神贯穿到日常工作中去，如在查房过程中，上级医生要主动引导青年医生进病房，采用 SBAR、AIDET 等管理工具，帮助护士提升工作的主动性，达到协同发展，在教与帮的过程中与同事和睦相处，时刻体现以患者为中心的思想。

（二）切实落实和不断完善主管医生负责制(国龙 Attending Doctor)工程

作为民族优秀团队之一的医生群体，欧美等发达国家的培养周期都在14年以上。国龙医院根据国内实际和医院需求，制定了在硕士或规培基础上再进行6年以上的培训战略规划，即考核合格后达到独立执业的能力，成为德才兼备的行业标杆。

青年医生是医院持续发展的希望所在。通过严格的岗前教育和岗位培训、到国内外学习、请进来送出去传帮带教，为青年医生营造一个“三基”扎实、“三严”落实的学习和工作环境，使年轻医生把理论学习能力转化为临床实践能力。硕士博士要把不服输的考试能力、撰写论文的能力和科研能力转化为敢为人先的实际医教研技能，成为本专业本学科的领军人才。通过5—6年的全面系统培养，提高素质，提升理论，锤炼实践，积累经验，增强能力，使年轻医生在成长中成熟，逐步成为具有国龙医院文化特征并与国际接轨的医生，最终成为白求恩式科学家型医生，成为百姓患者心目中的优秀医生和生命信托之人。

1. 第一年补齐基础短板。针对临床医疗工作中知识欠缺、经验不足、操作不熟的问题，重新温习基本知识、基本理论、基本技能。读完50%的规定专著，并完成规定的译文。在高年资医护人员现场指导下进行实际操练，其中肌肉注射10次、静脉穿刺10次、静脉输液10次、吸氧10次、插胃管5次、导尿10次、气管插管10次、腰部椎管麻醉10次。能规范地洗手消毒和无菌操作，全面系统客观地询问病史，规范地全身查体，完整准确地填写申请单，完成甲级病历。能用亲人般的心态和国际化的临床思维来对待和评估患者。

2. 第二年规范地接待患者。在完成第一年培训目标的基础上，完成规定的理论学习和技术操作任务，进行查体、拆线、换药、铺单、打结、暴露缝合等实操培训。门(急)诊接诊量要达到规定数量，每项操作在上级医生带领下完成 2—3 例，合格后分管病人 200 例；内科系统能独立管理病人，在上级医生带领下诊疗处置常见病、多发病、慢性病患者，治疗危重病人；外科系统在上级医生带领下，完成模拟手术台数后，能规范、独立地处理围手术期病人 30 例，暴露缝合 30 例，能与上级医生讨论共同确定亚专科方向。

3. 第三至第五年学会独立诊治病人。在完成第二年规定的任务后，有品德、有技能、能团结人。内科系统在上级医生带领下，能用国际标准独立、规范地处理门(急)诊病人，各项记录规范、及时、完整、准确；能独立抢救危重病人，除住院病人外，至少上门诊 20 小时/周；成为实习医生的指导老师、下级医生的基础带教老师。外科系统在上级医生带领下，能独立、准确、系统地进行围手术期处理，能帮助带教实习生和下级医生的工作；对自己管理的每一个病人，按国际标准诊断、分型、选择治疗方法，预防并发症；确定手术入路、术后康复、预后评价；完成上级带教 10 例，合格后帮上级做 10 例，达标后上级指导做 20 例，文字总结后再做 10—30 例；每年完成门诊小手术 200 台以上，管理病人 300 人以上，担任手术一助 200 台以上，术者 150 台以上。

4. 第五至第六年严格的考核晋级。在具备国外独立执业品德、知识和能力后，通过二次选拔，能胜任总住院医师 6—12 个月，在国内进修和国外学习结束，并取得中级(硕士、副高)职称后，达到国龙医院的独立执业水平，可被医院聘为主管医师，即开始独立执业。

培训主管医师的目标：个人目标与国龙医院目标相一致，具备与国际接轨的医教研工作技能。能团结同事，能听取其他医生对工作的意见和建议，能组织协调本人涉及的工作范畴，能独立诊疗、自我经营、自主管理、主动学习，逐步向百姓好医生、国之栋梁乃至院士方向发展，成为终身学习进步的医生典范。

（三）建立独特的青年护理人员培训工程

优秀医院一定是三分治疗、七分护理。护理人员基数大，女青年多，这是一个特殊的群体。护理工作涉及各科室，是医院高效有序运行的基础，因此青年护士是医院持续健康发展的基石。

优秀医院一定具备与国际接轨的体制和机制，与之相匹配的合格护理队伍的工作职责是由高效协调、精心护理、医生助理三部分组成的。护理团队必须具有强烈的责任心、事业心、进取心和奉献精神。护理工作需要集护理、教学、科研、管理于一身，需要有终身学习和创新能力的复合型人才。

1. *加强护理队伍职业培训*。医院职工培训学院要联合护理部有计划、分阶段地制定培训计划，选拔国内外各专科临床经验丰富、专业技能水平高、患者满意的资深护师，对低年资护理人员进行全方位的技能培训。每季度举办一次“师带徒、老带新、上带下”的评教活动。对工作 3 年以上的本科、硕士护理人员加强学习培训，让她们在优质完成临床工作前提下承担护理科研课题，护理新技术、新项目推广应用的任务，并由此源源不断地推出复合型人才。每年都选拔一批在基层一线工作 5 年以上或在基层管理岗位工作 3 年以上的优秀同志，出国进修或出国学习取得学位。

2. *推进患者满意度向体验度转变的建设工程*。将逐年招收的统招本科、硕士护理人员充实到危重病人多、工作任务重、无陪护的急诊术前、手术室、监护室、内科诊疗中心和产科中心等病区工作。设置护理示范者岗位，通过中美合作培训机制，走临床专科护理发展之路，让护士在服务与管理的实践中，把患者的就诊体验度深入细致地向前推进。在提升专科护理知识技能的前提下，延伸到心理护理，了解患者为治疗疾病而产生的心理障碍，从生理和心理两个维度上提升患者的就诊体验。用10年左右的时间逐步达到美方4家合作医院的工作水平。

为持续推动国际化的患者体验度建设，每一届经营班子换届都要选拔一定比例的在本岗位工作5年以上，患者评价好、工作能力强，有国际视野，会科研、能带教，团结同志、吃苦耐劳、勇于担当、有奉献精神的白求恩式的“新人”到不同的更高管理岗位工作。各级党组织要把优秀护士及时吸纳到党组织中来。每年护士节，要对符合白求恩式医务工作者达标活动要求、患者喜欢的、在一线工作的优秀护理人员进行表彰和奖励。

3. 建立健全医生助理、行政护士的队伍。积极探索培育一支与国际接轨的、有担当的、有能力的医生助理、行政护士队伍。病区主要由全科专科起点的助理医生、行政护士组成。门诊主要由专科起点的行政护士组成。医生助理和行政护士要能够帮助医生协调各方面资源，要能够为病人住院期间的诊疗护理的效率、质量和满意度负责。针对全科专科起点的助理医生、行政护士，要按照相应岗位的工作职责，制定培训计划，突出专科培训和基本技能培训，强化查体、病历书写及切口规范管理等工作。医生助理、行政护士的评价标准为责任心、综合协调能力和患者满意三个方面。通过严格执行评价标准，让医生助理、行政护士充分发挥在医生、患者及护理之间的桥梁作用。

(四) 建立其他技术人员的培养机制

医院其他技术人员是指所有在医技、财务、网络、工程等技术岗位的人员。其他技术人员同样要加强学科建设，不能可有可无。要按照各岗位标准制定培训目标，确定 1—3 年的培养计划，使其符合自身发展和部门发展的阶段目标及清晰的职业规划。让青年员工与其他专业人员一样得到尊重、培训、帮助、激励、职称晋升和选拔重用。对于有担当、有能力的青年员工，可以根据工作需要送出去集中学习，以提升与临床一线需求相匹配的专业技能。

（五）建立工勤人员的培养机制

工勤人员包含保洁、保安、食堂、司机岗位。要充分尊重他们的劳动和人格。要选拔、培育一支年轻的骨干队伍，保证工作质量持续提高。

（六）健全管理人员的培养选拔培训机制

员工对美好生活的渴望，更多的是对现有管理者尤其是对顶头上司的不满甚至憎恨，这会造成企业或部门内部不协调、跳槽甚至难以为继。

公司党委是整合公司最有效的组织和力量，因为民营医院只能自己整合自己，没有别的路可走！年轻同志尤其是在管理岗位上的同志头脑中偶尔闪现的个人英雄主义、单纯技术观点、非组织观点、自由主义、自私自利、唯我独尊等苗头万万要不得！

过去，建院时间短，我们人员少，人才也少，选择余地小，常常是大胆地用干部，特别是用了有争议、有能力的干部。今后，随着建院时间增长、人员增多，工作要求、对干部的要求也相应提高了，用干部就要更加强调德才兼备，不能唯文凭，更不能拼资历，或单纯论业务技术。一个干部有争议说明毛病多，有能力未必有道德，文凭只能反映一个人的受教育和考试的情况，但不代表实际管理和工作能力。

实践证明，医院一般 5 年左右、最多 8 年左右就要用一次明显的管理变革来促进产业升级。其中包括：经营理念的升华、患者价值的延伸、员工素质的提高、技术水平的改进、管理体制的创新、运行机制的完善等。其中员工素质，尤其是医生、护士的基础学历、评价体系、淘汰机制相当重要。如果线下的人员太多，硕士不能淘汰，管理者不能变革（民主、科学），产业便难以升级。技术和 GDP 固然重要，但万万不可忽视制度上的进步（变革），包括经济制度和团队保障制度。

新任职务者不代表称职。所有新聘用的管理人员都要入岗培训（含二次轮岗）、不断培训，直到合格，工作上要牢记目标、方法、标准，不可忽视科学民主而进行自我的专制主义管理。

到 2026 年，初步建成有利于青年成长、满足国龙医疗事业需要、符合现代医院发展规律的人才管控体系。培育一支有修养、有技术、有担当、有梦想的青年人才队伍，以及一支爱事业、爱生活、懂管理、会协调的管理人才队伍一起在医院工作。

五、主要措施

（一）筑牢青年员工的思想道德之基

1. *加强共产主义理想信念教育*。通过组织党工团妇活动，开展爱党、爱祖国、爱人民、爱生活和爱岗位的学习宣传教育，有计划地安排青年员工参观党史馆、博物馆，让青年员工充分了解党和国家的发展历程，增强员工对国家、对医院的责任感，让党旗高高飘扬在青年人的心中，增进青年员工对党委和对医院的信赖与信心。引导青年员工树立正确的世界观和方法论，培养一批共产主义信念坚定的新时代青年，源源不断地为党组织输送新鲜血液，引导青年增强使命意识和责任意识，自觉地把人生追求融入国龙医院真心实意为百姓患者服务的医疗事业之中。

2. 培育和践行国龙价值观。引导青年员工树立"创新、简单、正直、无私、奉献"的国龙价值观，使其内化为青年员工的坚定信念，外化为青年员工的自觉行动。大力弘扬以同理心、同情心、责任心、创新、敬业与团结合作为精髓的医院文化，深入开展形式多样的青年群众性精神文明创建活动，正确对待个人与医院、社会和国家的关系，以积极务实的态度面对职业生涯中遇到的具体问题。大力弘扬中华优秀传统文化，增强社会公德、家庭美德、个人品德和职业道德教育，争当"向上向善的好青年"，争当青年文明号和青年岗位能手，在建设医院文化中发挥主力军作用。

3. 大力弘扬白求恩精神。全面持续地开展白求恩式医务工作者达标培训活动。把白求恩精神融入医院的体制和架构中，按照"患者享有与国际接轨的就医体验、采用回归本源的慈善经济模式、培育一代代白求恩式的医务工作者、不断创新完善新体制机制"的新时代品牌医院的建设目标，青年员工要像白求恩那样对工作极端负责，要按照院党委的统一部署要求，人人成为白求恩式的医务工作者，立足本职创造行业一流的工作业绩。

（二）建立青年员工学习培养机制

1. 着力提升青年文化素养。每位青年员工要爱读书、善读书、读好书，让读书成为每个人的自觉行动。医院要以科室、部门为单位成立学习小组，构建学习交流共同体，形成良好的终身读书氛围。每位青年员工要制定年度读书学习计划，要撰写读书笔记、学习心得体会，同时要通过多种形式组织交流。以社团形式举办读书分享会，促进各部门和员工构建学习交流共同体。通过交流读书心得体会，让青年员工互相进行思想碰撞，将所思所感转化并运用到实际工作之中。每年至少撰写几篇不少于 1 000 字的有较高质量的读后感或论文在院刊上发表。

2. 不断跟进职业技能培训。按照《银川国龙医院培训学院教学与职工培训规划方案(试行)》的要求，充分利用好每年脱产培训 40 小时的时间，做好新员工入职培训、工作满一年员工培训、工作满三年员工培训和员工晋职培训等工作，提供青年员工完成本职工作所需的基本知识、技能、态度、经验等。每年分阶段组织一次护理技能、护理知识问答比赛，帮助青年员工增强本领、提高技能，帮助其实现职业生涯目标，从而与医院共同发展。

3. 建立青年培训成长档案。档案内容包括个人基本信息、兴趣爱好、成长计划、学历提高、职称资格、职务晋升、评聘聘用、继续教育、科研成果、培训学习、奖惩情况等。档案资料实行动态管理，记录青年成长过程中取得的成绩，对青年职工的工作业绩、学习和培训等情况及时跟踪，定期考核，为晋升职务、选优评先提供第一手资料。

4. 切实做好青年员工学习情况的考核。充分利用好医院的学习专款，进一步推进青年员工的学习效果迈上新台阶，由各级党团支部组织考核学习成果，考核方式包括但不限于学习计划、学习笔记、学习签到、发表论文情况等。对完不成年度学习计划者，次年限期改正，否则将停发当月工资。对于上进好学、有担当的青年员工可根据医院科室发展的实际情况，安排科室轮转学习，并进行考核。

(三) 建立青年员工的使用机制

大胆选拔使用有为青年。每届党委会、董事会、监事会、经营班子要有一定比例的“老人”让位于积极进取的青年“新人”。董事长由优秀中级及以上医生轮流担任。中级职称的青年医生在PLC、MEC成员中应占有一定比例；各支部、科室要有一定比例的青年骨干；护理团队在各病区的主管、副主管及带班组长三个层次的人才梯队中，研究生、统招本科生要占一定比例，其中35岁以下的青年护士在副主管及以上职务人员中占比不得低于现在的54%；主管及以上管理人员中35岁以下的青年员工占比不得低于现在的31%。该机制由纪检委部门监督执行，工会牵头，团委和妇联协助。

（四）提高青年员工的健康水平

1. 开展群体性的体育活动。公司团委每年组织两次运动会，春季运动会以趣味活动为主，同期开展职工体质测评工作，测评得分计入个人年度绩效考核；秋季运动会以竞技体育为主。在医院内为青年提供体育设施和场所，方便青年就近开展健身运动。组织青年员工参加社会组织的体育活动，带动更多青年员工培养体育兴趣和爱好。定期开展各种社团活动，通过鼓励青年员工参加社团活动，增进员工的相互了解，让青年员工尤其是新入职的青年员工在医院这个大集体中找到归属感。同时做好院内职业病的预防保健工作。

2. 做好心理健康教育服务。建立既有纪律，又有自由，既有民主集中，又有个人心情舒畅，既团结紧张，又生动活泼的工作环境。注重加强对青年员工的人文关怀和心理疏导，引导青年自尊自信、理性平和、积极向上，培养良好的心理素质和意志品质。促进青年员工身心和谐发展，指导青年正确处理个人与他人、个人与集体、个人与社会的关系。青年员工要勇于承担责任，敢于建言献策，在工作中要大胆地提出自己的见解。青年管理者要善于倾听，面对员工的提议，要去其糟粕取其精华，同时要让青年员工有合理的发声渠道，为员工提供发表意见的平台，让青年员工充分发表自己的意见，并为青年答疑解惑，使青年员工感受到医院中的民主环境，努力做好本职工作。逐步创造条件开展入职、升职前的心理测试工作。

3. 积极推动健康促进工作。定期组织青年员工参与公共场所安全演练，开展灾害逃生、伤害自护、防恐自救、互助互救等体验教育，增强青年员工在应对突发性事件中的自我保护意识和防灾避险能力。加强健康教育，倡导健康生活方式，广泛开展禁烟宣传，让青年员工成为支持禁烟、自觉禁烟的主体人群，并带头劝阻患者不在院内吸烟，共同创建无烟医院。

(五) 加强青年员工社会融入参与工作

1. 发挥共青团组织的引领作用。加强团委自身建设，不断完善组织建设，更多更广地覆盖青年员工。发挥共青团组织的优势，活跃各团支部生活，尊重青年员工的主体地位，协助青年员工确立职业规划。深入了解青年员工的思想和工作状态，疏导情绪，解决困惑，帮助青年群体解决实际困难，增强其政治认同和参与社会活动的积极性。根据广大青年的特点和需要，生动活泼地、富于创造性地进行工作。将每年5月定为青年工作月，传承“五四”精神，广泛开展学雷锋活动，动员组织广大青年员工积极参与志愿服务活动。

2. 促进青年更好地实现社会融入。组织新入职的员工参加军训活动，鼓励支持青年员工参与社会公益服务，突出个人实践与社会公益的有机统一，学会自我教育、自我管理、自我提升，在为社会服务中增加历练，增长才干，不断强化社会责任感和社会交往能力。在医疗服务中，为患者创造价值，为医院创造效益，为家庭创造幸福，为社会创造财富。

3. 发挥生力军和突击队作用。围绕医院整体发展战略，深化各类建功立业的活动，树立先进典型，激励青年在岗创新，拓展工作领域空间，形成发展新动力。以团队精神建设为基本点，以患者为中心，以质量为核心，以为病人提供优质的医疗护理服务为根本，以提高青年员工的积极性和创造性为关键，打造一支思想活跃、技术过硬、敢于创新、凝聚力强、爱岗敬业的青年员工队伍，为医院的持续发展增添后劲和活力。

六、组 织 实 施

（一）不断加强组织领导

做青年工作我们都要有“本领恐慌”的忧患意识，党工团妇和医院干部同青年人打交道，一定要提高自己的知识水平、见识程度，做青年友，不做青年“官”，要同青年交朋友、心连心，真正赢得广大青年的信任。在公司党委的统一领导下，医院各部门高管要高度重视青年工作，按照职能分工，公司团委协助配合，切实做好《规划》相关任务的落实。党委每年要专题研究青年工作，有针对性地解决青年的实际问题；各党支部书记在年终述职时要把青年工作作为重要内容之一；各团支部要在团委的领导下积极主动地发挥作用，为青年成长成才搭建活动平台；党工团妇联合办公室要督促各党支部把青年培养工作纳入党支部的工作总体安排布局，与党建工作同部署、同检查、同考核。

(二) 营造良好实施环境

团委每季度至少组织一次青年座谈会，了解青年员工的工作学习生活情况，收集整理青年员工在《规划》实施过程中遇到的新情况、新问题，协同相关部门加以解决。结合《规划》的工作特点，采取多种多样的宣传形式，宣传青年先进典型的成长、成才、成功经验，形成全院上下关心支持青年发展的良好氛围，有力有效地推动青年培养规划的实施。

(三) 建立监测评估机制

党委成立评估考核办公室，建立推动青年培养规划有序实施的工作机制，做好规划的任务分解、进度安排和过程调控，对规划的目标任务的实施情况进行监督，做好年度监测、中期评估和终期考核工作。规范和完善与青年发展有关的统计指标体系，收集整理、分析相关信息数据，建立和完善青年发展监测数据库，为医院高质量的可持续发展提供决策依据。

学习中国医院史随笔

一、古代医院史

医院作为人类防治疾病与维护康复的机构，从一定意义上讲，是人类文明进步发展的标志。但在20世纪30年代，有一个美国人写了一篇题为《中国医学通论》的文章，提出中国尽管是文明发展最早的国家之一，但奇怪的是在欧美人到来之前，竟没有类似于医院的组织。他的这个论断只能说明过去东西方人对彼此的医学发展史都知之甚少。

医院最早起源于社会抚恤组织的建立。我国周代已开始起步。在《管子·入国篇》中，就有关于"慈幼、恤孤、养疾和问疾"的记载。公元前7世纪时，管仲辅佐齐桓公执政，在齐国的都城建立了残废院，收容残疾人，供给食宿，给予治疗。这是我国古代医院的雏形。

西汉元始二年(公元2年)黄河一带发生旱灾，瘟疫流行，皇帝刘衎选了一块地势平坦的地方，搭建了一处大屋子，调来许多医生和药物，免费给老百姓治病。这可能是中国历史上第一个公立的临时防疫医院。到了东汉延熹五年(公元162年)，皇甫规做中郎将，率领大队人马在甘肃陇坻一带作战时，军队里疫病流行，死亡率高达30%—40%。皇甫规便租赁大批民房，设置医药，把病员集中起来一起治疗。他每天都去探望士兵们的病情，得到全军将士的忠心拥戴。当时军队中的这种医疗组织叫作“庵庐”，就像现在的野战医院。南齐永明九年（公元491年），吴兴一带大水，疫病流行，竟陵王萧子良把自己的住宅拿出来，设医置药，收养贫病，这可能是中国私立慈善医院的最早形式。北魏太和二十一年（公元497年），孝文帝（元宏）曾在洛阳设立“别坊”，派遣了四个医生，购备许多药物，凡是贫穷害病无力医疗的，都可以来这里就医。在永平三年（公元510年），南安王（拓跋余）命令他的太常官选择适当的地方，搭建宽敞房屋，遣派医生，备办药品，凡是有疾病的都住在里面治疗，这可能是公立慈善医院的最初形式。

唐朝的医院都叫“病坊”，大约在开元二十年（公元733年）就开始有“病坊”的名称了，当时的病坊大多都设在庙宇里。不仅长安、洛阳这样的大城市有，就是其他各州亦有设立。因为病坊设在庙宇里，主持人多属僧尼，在会昌五年（公元845年），唐武宗（李泸）曾一度销毁庙宇，颇影响了病坊的工作。后来在李德裕等人的倡议下，选举乡里有声望的人来做病坊的主持人，病坊的制度得以保持传承了下来。到了五代时，个别“病坊”曾改名为“养病院”。可见唐朝后不仅医院事业有很大的发展，名称亦很接近现代医院了。

到了宋朝，医院的规模逐渐扩大。在公元1063年，宋仁宗赵祯曾以宝胜、寿圣两座庙宇为基础，各添修50栋房屋，成立两个医院，每个医院病人名额各规定为300人，这样大规模的医院放到现在也是可观的。元祐四年（公元1089年），苏东坡在杭州做官，他捐献50两私帑，和公家的经费合起来办了一所医院，名叫安乐坊，三年医好了超过1 000名病人，这是中国历史上第一个公私合办医院。以后各州县都各设有医院，叫作“安济坊”。这时医院里的设置更为完备，由官方派人领导，员工方面有乳母、女使，衣被器用一律由医院供给，官方要求院里医生要达到十全十美的效果，可见当时医院里的医生都是有相当本领的。宋朝医院不仅规模空前庞大，数量很多，设备完善，还开始成立门诊部，初叫“卖药所”，后来改名“和剂局”，有医有药，便利一般老百姓治病，甚至外州县的病人也可以通函治疗。现在流传着一部方书，名叫《和剂局方》，就是该门诊部出版的“处方手册”。这样的门诊部治疗机构，老百姓感到非常方便，在元朝、明朝得到了很快的发展，尤其是明朝几乎各县都有一所官办的“惠民药局”。

而在欧洲，与中国汉朝元始二年（公元 2 年）那样的医疗组织相当的是公元 4 世纪基督教妇人在罗马建立的疗养所，与中国相比较，时间要晚得多了。

谈到医院就离不开医生。也可以这样讲，先有医生后有医院。中国的医生最早可追溯到秦代，当时设有“太医令”一职，医生叫“太医”。西汉时已有太医的官职设置。唐宋时期在太常寺设有太医署或太医局，金朝开始称太医院。元代的太医院已经成为独立机构，负责医疗，并制作御药。明代太医院则已经有了分科。

古代“御医”与“太医”是怎样的关系呢？“御医”是“太医”级别最高的大夫，一般只给皇帝或其姻亲眷属看病。从明清两代的太医院官职设置我们可以看出二者的区别。据《清史稿·职官志》记载，太医院的大夫分四个级别，第一等称为“御医”，只有 13 人，雍正、乾隆时期为七品，和县令一个级别。第二等称为“吏目”，只有 26 人，八品与九品各 13 人。第三等称为“医士”，共 20 人，“给从九品冠带”。第四等称为“医生”，有 30 人，无品。“太医”就是整个太医院的医生。其中御医、吏目、医士这三级的太医可以独立看病，有处方权；第四等的“医生”只能当助手。

二、中国近现代医院史

(一) 医院发展的三个时期

前面我们讲到中国从周代就有了医院的雏形,但在几千年的历史发展进程中,医院的创建往往是昙花一现。直到世界医院发展到近代时,我国才具有了真正意义上的医院。

根据我国近代和现代医院的发展状况,可大致分为三个历史发展时期:即新中国成立前医院的发生期,新中国成立后至1980年经济体制改革之前的成型期,改革后至目前的成长期。

第一个发展时期是新中国成立前医院的发生期。中国近代医院的出现是在鸦片战争之后,随着帝国主义对我国的文化侵略与西方宗教的进入,教会医院开始出现在了中国。1835年,从美国来了第一个传教医士彼得·伯驾(Peter Parker)于广州成立眼科医局。之后,国外教会诊所和医院逐渐增多。据调查,1905年教会医院达到166所、诊所241所,教会医师301人。这些医院和诊所分布在全国20余省,一般规模很小。进入20世纪以后,传教士更加注重发展医疗事业。从1835年至1949年的100多年间,教会医院在我国投资约5 000万美元,共设有25 000张病床,平均每年约有400名医护人员在这些医院工作。

1932年,当时国民政府决定筹设县立医院(1934年改称为县卫生院)。1933年,国民党政府在南京创建了规模最大、设备最完善的国立医院——中央医院。抗战时内迁重庆,并在贵阳设分院。据医院设立最多的1947年统计,全国有大小医院2 000多所、病床约为90 000张。在开设地方医院的同时,整个民国时期军队医院的建设亦由少到多。如抗日战争胜利后,国民党军队医院的类型，已有野战医院、兵站医院、后方医院和教学医院等。

新中国成立前，在共产党领导的军队里，虽然缺医少药，但也在极其危险、艰苦的环境下创办了许多医院。如工农红军长征时就设有18所医院、2个疗养院；在抗日战争时期开办地下医院达50所（含白求恩创办的模范医院）；在解放战争时期，不仅军队中有各级各类医院，而且解放区的许多县城里也都建有医院。这些医院为人民解放战争的胜利和人民群众的防病治病都作出了很大的贡献，并为新中国的卫生事业积累了宝贵的工作经验。

第二个发展时期是新中国成立后至1980年经济体制改革之前的成型期。1952年国家确定的医疗卫生指导方针是：为工农兵服务；预防为主；中西医相结合；卫生运动与群众运动相结合。所以，从20世纪50年代中期开始，随着农业合作化在全国普及以及人民公社制度的建立，看病也成了“集体化”的一部分，公社普遍建立了合作医疗制度，公社福利基金和社员自筹是资金的两大来源。合作医疗体系是人民公社为农民提供预防性服务、基础医疗和疾病治疗服务的筹措和支付系统。因此，党和政府大力鼓励农村合作医疗的发展，并为之创造便利条件。

与农村合作医疗共同发展的是各级各类医院，但医院发展极不平衡。1965年，城市平均每千人的医院床位是农村的7.7倍，专业卫生技术人员数量是农村的3.7倍，而农村人口是城市人口的4.6倍，医疗经费农村只占25%，城市则占75%。1965年6月26日，毛泽东同志在中南海发表了“把医疗卫生工作的重点放到农村去”的指示，并给全国各地尤其是农村派去了全国各大医院里的好医生。到20世纪70年代初期的时候，这种局面得到了根本性的扭转，农村医院床位比重已提高到60%。全国医疗机构数量由1949年的2 600所增加到1980年的50 000多所，医院病床也由

1949年的84 625张增加到1980年的200多万张，平均每千人医院床位数从1949年的0.15张上升到1980年的近200张。全国医院面貌的改观不仅表现在医院和病床数量的迅速增长，医院的办院目标、组织管理、医疗技术、医疗作风等方面也有显著的进步和发展。我国人均寿命由解放初期不到35岁到1980年上升到68岁！

中国独特的医疗卫生体系创建，得到了国际社会的认可，因为没有哪个国家花那么少的钱就解决了老百姓的基本医疗问题。

第三个发展时期是改革后至目前的成长期。党的十一届三中全会以来，医疗体制突破传统办院模式，使医院的所有制结构发生了变化，打破了公有制一统天下的局面，出现了以公有制为主体的多种所有制并存的新格局，并出现了跨越不同部门、地区和所有制界限的联合办院的新路子。

随着医疗体制改革的不断深化，外资、合资医院大量涌现，民营医院得到快速发展，医疗市场竞争激烈，社区医院走进百姓视野。

据国家卫生健康委员会公布的卫生资源资料显示，截至2018年底，全国卫生机构总数已达99余万家，其中医院33 009家、社区卫生服务中心(站)34 997个、农村乡镇卫生院36 461个。全国医疗机构床位数已达840万张，全国卫生人员总数达1 230多万人，构成了庞大的医疗卫生体系。根据我国政府的承诺，加入世界贸易组织(WTO)以后，我国医疗机构将引进更多的外资、技术和先进的管理方法，医疗产权形式正在发生变化，多种所有制形式与经营方式并存，平等竞争的医疗市场新格局逐步形成。在医疗设备上，大型医疗仪器更新换代加快，医疗设备明显改善，CT、ECT、彩超、肾透析仪等越来越普及，三级医院的比例在逐渐增大，医院的诊疗水平进一步提升。但是，在发展的同时，也存在医院资源利用效率逐年下降、城乡医院资源配置不平衡、病人医疗费用上涨过快和医德医风下滑等现实问题。

(二) 医院发展中的市场竞争

面对医院发展中不断出现的新情况、新问题，我们应该客观地看待问题，理性地分析原因。

我国自计划经济转入市场经济后，医疗机构之间的竞争就已经开始。作为医院来讲，全面市场竞争的开始，是以 1998 年全国进行医疗保险制度改革为明显标志。医改的全局意义在于：通过医疗保险、失业保险和养老保险这三大支柱，将我国社会主义市场经济的社会保险体系建立起来。它对医院的意义在于：打破了过去由一家国有医院统揽一个地方公费医疗的垄断机制，引进了一种全面竞争的机制，由多个医疗机构和药店承担医疗保险，使定点医疗机构、药店与非定点医疗机构、药店之间，以及向社会开放甚至转型的企业医院、军队医院和个体诊所等多种医药机构之间的竞争全面展开。这样对医院发展会产生两个结果：一是通过市场来优化医院的资源配置，使好的医院发展，差的医院破产；二是促使各医院改革管理机制，减员增效，降低成本，提高疗效和经济效益。

事实上，由于市场经济的发展与医院的发展不成比例，我国医疗卫生体系暴露出更多的薄弱环节：一是卫生资源配置不合理。80％的卫生资源集中在城市和大医院，农村和社区服务条件、医疗水平较差。二是医院布局不合理。受长期实行计划经济的影响，多年来我国的医院布局形成了各行各业办医的局面，各自为政，各医院人员的分配自成体系，国家和地区宏观上没有形成合理的医院布局。三是健康保健制度不健全。整体受益面较小，新型农村合作医疗保障水平较低。四是大医院发展水平超出国情国力。一些大医院只片面追求扩大规模和先进技术设备，忽视适宜技术和基本药物，致使医疗费用大幅攀升。五是政策制定缺乏系统思维，执行政策上监管不力与不公平并存。

同时，民营医院大量出现，推动了我国医疗市场的发展。2018年底，全国民营医院达 20 977 家，远超公立医院（12 032 家）。民营医院良好的机制，灵活的经营方式，普遍展现出巨大的潜能和活力。在医疗市场的大舞台上，公立医院、民营医院，以及其他所有制形式的医院同台竞技，将是今后医院发展的最大看点。

(三) 医院发展面临的挑战

除此之外，我们还应该清醒地认识到，随着我国宏观经济的调控和医疗体制的变革，医院的发展将进入一个关键时期，面临“四大变革”的挑战。

其一，宏观经济体制改革。“我国卫生事业是政府实行一定福利的社会公益事业。”这是国家对医疗部门的定性。而公益性的本质是社会公众共同受益。国家的福利主要用于健康教育、预防、重点学科建设、特殊病人的治疗与救护等，而对医院运营的投入将会逐渐减少以至“断奶”。在市场经济条件下，医疗服务领域在没有投入的情况下，又不能以营利为目的，就不能完全按照经济领域的等价交换原则，因此导致医院价值取向混乱，医疗价格与价值背离的现象仍然会长期存在。从医院来讲，在运行中一方面要按照一定的“福利价格”向社会提供医疗服务，而另一方面又要按市场价格支付各项开支，在补偿机制不完善的情况下，医院大建设与发展步履维艰并存。

其二，医疗保险制度改革。国家为了建立与市场经济相适应的社会保障体系，将在城镇实行职工社会统筹医疗基金与个人医疗账户相结合的职工医疗保险制度。这对城镇医院的经营管理和服务体系提出新的挑战。

新的医疗保险制度实施后，医院将面临许多问题，主要表现有：

1. 医院之间竞争加剧。医保部门与参保职工对医院的选择性增强，“优质、适价、高效”成为患者选择就医诊所的基本标准。选择性定点医疗一方面增强了参保人员对医疗服务的选择性，造成客户在医院之间的重新分布。另一方面，把竞争机制引进了医院，医疗市场开始由卖方市场转入买方市场。

2. 医院业务收入受到限制。医疗保险基金筹资率与职工工资总额挂钩，实行“以收定支”的原则，使医院从参保对象所得的业务收入总额受到限制，加上医疗保险基金改变了医疗服务的付费结算方式，项目付费方式将被多种定额付费方式取代(如 DRG)，使医院就诊人次、住院日、标准病例等单元服务收入受到限制。

其三，医院补偿机制改革。医药实行“分开核算，分别管理”后，医院补偿机制改革与收入结构调整日趋紧迫。目前药品加成收入仍然是国家对医院实行的政策性补偿。以某医院为例，每年药物收入占医院总收入的 52%左右，如取消这种补偿，打破医院长期以来“以药养医”的局面，在目前国家对医院补偿机制不完善的情况下，民营医院将失去一笔可观的收入。这就要求医院必须挖掘内部潜力，深化医疗体制改革，强化“一切以客户为中心”的意识，加强医院内部建设，提高医疗服务质量，以降低成本，增收节支来自我积累、自我发展。

其四，医院的管理力度增加。医疗保险制度的改革必然会带来法律、法规的健全和完善，医疗纠纷或事故将通过法律手段来解决,这就要求医院管理者不仅要懂得管理,更要依法治院,规范行医。如果医院不更新观念,强化竞争意识、经营意识和服务意识,使医院的运行机制与医疗保险制度接轨,那么医院将失去深化改革的大好时机。

三、认 识 医 疗

(一) 政策方面的顶层设计,这是一项长期工作

一是国家卫生工作方针要按照党的理念和中国国情,也要搞百年不动摇。二是要有一批长期坚守的研究工作者彻底理解其行业特点、内部运行机制的延续性、有效性、创新性,静下心来学习和了解国内外情况。三是每一任领导首先要系统学习,在系统原则下,每一个任期干点相应的事,不断完善我们的卫生系统。防止上一个领导任性一把,干点简单的事,由于找不准其在系统中的位置,到处夸大自己的功劳,盲目地把剩下的医疗问题说成是世界都有的难题,甚至说“美国也一样”这些牛头不对马嘴的外行话。中国医疗已经出现资源过度集中、发展不平衡的偏差,发达地区虹吸其他地区的人才和市场,大医院虹吸中小医院的人才和市场,造成中西部基本医疗普及都有问题。

现在的医学教育也有待改进。学校老师不教这件事还没有完全解决,就盲目地照搬“规培”,即医学生 5 年本科＋3 年医学规培＋3 年专科规培＋X 年的亚专科培训。而且担任规培的医院,除积极争取国家补助、给它们过度扩展顶缺位、获得廉价劳动力以外,给规培生教授什么真正服务病人的技能了？要认真抓“三基三严”的在校和岗位教育。

还有“家庭医生”这些脱离实际的做法,广大基层老百姓对享

受高水平医疗服务的美好愿望如何实现呢？美国看病比中国难，贵那就别提了，为什么患者抱怨比较少？主要是患者至上的理念始终贯彻在诊疗环节中，国家政策和医院体制通过不断改革来适应患者。我们七十多年来管理体制改了多少？虽然许多医院规模扩大了很多，而内部运行机制没有大变化，造成效率越低，患者和员工的牢骚越来越大。

另外，关于如何听取专家意见，其分为两种，一种是类似于公务员中的职业研究人员，他们了解国家使命、方针政策，专门从事政策研究又熟悉行政工作，这样的人才能比较理智地制定出客观的政策；另一种是硬科技工作者，像某些著名临床专家那样，说自己最了解中国医改，最了解医院管理，这些人的系统观点可作为决策的重要参考，但绝不可作为决策依据，否则会后患无穷！

（二）建立系统是一个国家医疗卫生工作的大事，应逐步完善

首先是公共卫生系统。这是中国特色医疗卫生工作的特点，但体制是否适应现实，比如是仍属于卫生系统还是到社区去干一些新形势下的实事？或者是国家财政养起来以应对大型突发公共卫生事件？等等，需要深入研究推进。

二是医学教育。目前教育系统办学、卫生系统教学、各个医院培训谁负责任？不知道从什么时候开始，医学教育成为片断式知识的传授和枯燥的学术性演练，发展到愈来愈和个人成长与真正的实用学习脱节，成效也愈来愈差。

三是科研方向。毛泽东同志 1965 年就说：“尖端问题不是不要，只是应该放少量的人力、物力，大量的人力、物力应该放在群众最需要解决的问题上去。”重复的浪费触目惊心，尤其是成为评价医生的重要条件实在不应该。

四是公共医疗卫生工作。这是国计民生的问题，也是执政党联系人民群众的桥梁。国家应该科学地建立大系统，即教学医院、各级政府举办的保基本医疗的医院，来满足基本的人道主义诊疗需求，一定要严格控制规模和收费。这是公平的象征，也是教学与科研的基地。国家通过购买服务牢固灌输国家意志和使命，而各级各类医院自身建设小系统，不要有公有制的我们和社会资本举办的他们之分。政府把精力放在监管上，不要放在经营上，落实国家管理。对医院来讲，要长期稳定发展，防止医院大起大落，管理班子失去服务目标，而使患者和员工都不满意。

看到这些问题后，1996 年我创办了没有家族和亲属占股的骨科特色医院，2001 年经政府批准进行股份制改造，当时本人把38%的股份送给骨干员工，并承诺退休时家庭不继承资产。在长期的实践中认识到，医院的特点是长期存在，核心要素是以医生为代表的技术和以护理人员为代表的服务与管理。即病人是医生的，医院是护士的。据此我们不以投资额定权限，始终坚持中国共产党的领导，充分搞好职工自治，而工会团委负责监督。我们的骨干员工是医院的优秀员工又长期在医院工作，对医院有感情。具体做法是成立了医生集团，加强彼此之间的磨合与了解，由医生集团成立管理委员会，管理委员会在党委领导下选拔院长，这样内部不会大起大落地换班子。由于长期在一起工作，选出来的院长服务医生、看好病人的目的很明确，准确性也好于只是来听听“群众”意见的官员。我们还据此对认识管理岗位、优化运行机制做了很大改革。

（三）提供不断改进的服务技术（因人才能因病，不能办成因病忽视人）

作为社会服务行业，追求给患者提供不断改进的服务技术，这是无可厚非的，但“技术进步”在经济学研究中可能只是一个抽象的概念，在实际中，技术进步是有不同路径的。这里面就有国家意志下的卫生工作方针政策问题，还涉及广大医务工作者的职业素养。毛泽东同志1965年就批评当时卫生行业说：“对于一些常见病、多发病、普遍存在的病，怎样预防？怎样改进治疗？不管或放的力量很小。”举例来说，20世纪60年代我国的断肢再植技术，在国际上是领先的，我国是世界上第一个进行手指断肢再植的国家。李玲曾经到安徽一个煤炭城市的中心医院调研，这家医院曾经是皖北地区断肢再植技术最好的医院之一，但是近年来，断肢再植的水平节节下降。问其原因，回答是：第一，断肢再植耗费人力多，但需要进行断肢再植的基本是工人、农民，购买力低，不划算，不如直接截肢；第二，断肢再植是成熟的技术活，在科研上价值不高，不好发表论文。除此之外，我估计不用大量“进口”材料和药品是另一重要原因。

由此看来，医疗卫生的技术进步也有一个“为谁服务”的问题。同一切学术领域一样，医疗领域的“高精尖”的界定，如果仅仅出于研究者的学术兴趣，出于纯粹理论上的挑战性，或者出于市场的购买力，那么技术进步的路径未必是符合社会福利最大化的。道理很简单，大多数人的购买力，是低于平均水平的。大多数人的需要也未必是技术上最有挑战性、最容易发表论文的。但是，健康对每个人的价值是平等的，这个矛盾，就需要通过配给来解决，要求政府来把控方向。

另一方面，医生的职业素养也是问题，现在教育体制下一味地考试，不进行生产实践，长此以来培养出来的学生为考试、考证而学习的目的很明显。而在学习期间学习为病人解除病痛的目的不明确，加之为赚钱的就业目标越来越占主导地位。我有一次查房无意间问一位肾功能不全患者的主管医生“尿液的生成过程”，结果在场5个硕士没有一个知道，我无奈地说你们学医8年对得起老师和供养自己的父母吗？后来有人反映说他们对我如此“挖苦”，感觉心里不爽，但几年过去了我一直不知道自己的话有什么不对？我一直担心中国医学教育出路在何方？现状：一是部分医生不能从哲学思维出发系统了解人体的解剖、生理、病理、心理，不能全面认识疾病；二是有些医生像商人一样盯着病人钱包，利润最大化甚至成为重要任务；三是政府巨型化的医院让医生学习机会少，会议很多，老主任没有时间教，造成新的代主任不会教，对疾病转归的认识都有问题，病人到谁手里，谁就用自己熟悉的方法治疗，效果不好还不许病人说话，否则你就是医闹，因为我有警察撑腰。维护医院秩序是对的，但不能这样来维护。这些年的医疗规范不严谨。2011年春天，我在一家排名全国前几名的医院，下午6点左右心内科病房吵闹得厉害，围观的人也多，我也凑上去了解，原来是一个年龄很大的老太太输液到开晚饭的时间，家属出去买饭去了，老太太手背上拔完针，没有压好，给床单上弄了手掌大小的一块血迹，家属回来后有意见。年轻护士说：“病人病情重，我们告诉过你不能离开，也告诉过病人多压一会，但她不听话没有压。”一会儿医院保安来了，接着110警察来了，大家都散了。我临走时看见患者和家属不吃饭，还垂头丧气，心里很不是滋味。人民医院一则不该发生这样的事情，二则就是发生了也不能这么处理。第二天早上6点多我又去看，病床上空空的，问其他病友说晚上出院了！基本的医疗服务尚且如此，更不要说个性化的服务了。

北京前一段时间公布了对10 500多起医疗纠纷的分析，三甲医院占多数，而在三甲医院里医疗纠纷发生率分别依次是主任医生比例最高、副主任医生次之、主治医师更少、住院医生少之又少，这充分说明高级医生看病不易、初级医生没有实践，也验证了张光铂教授生前的预言，再这样下去谁给我们自己看病。但除了极个别是故意为之，绝大部分医疗纠纷都是医院有或多或少的问题，只不过是患者及家属不会找证据。我就觉得奇怪，所有医护人员买个手机有问题都会找厂商，而自己治疗的病人有问题就不许人家来找。请扪心自问，患者为什么要花钱来医院受苦，还治不好病?我们国家是需要配备一些专门替病人打官司的律师了。

（四）牢牢守住行业的良知良心

医改改什么？要改体制，加大基础自主权，做患者心目中的精品。要坚持共产党领导，斩断政府部门形成的利益共同体。只准入不要经营，要全心全意监督管理。医疗卫生服务十分复杂，难以监管，医务人员自身的医德医风对保障服务的质量有很大作用。在医疗卫生工作中，是单纯用经济手段激励医生，还是树立良好医德医风，用救死扶伤的荣誉感来激励医生？这是医疗卫生体制中的重要问题。毛泽东同志一贯提倡发扬良好的医德医风。抗日战争时期，他把白求恩大夫树立为“为人民服务”的典范，指出“我们这个队伍完全是为着解放人民的，是彻底地为人民的利益工作的”“我们大家要学习他毫无自私自利之心的精神”。1941 年，毛泽东在为延安医科大学题词时，提出“救死扶伤，实行革命的人道主义”。毛泽东还十分重视对卫生人员政治和业务素质的培养与提高，他强调“医生一定要政治挂帅”。1968 年，他在一个相关报告中批示：“从旧学校培养的学生，多数或大多数是能够同工农兵结合的，有些人并有所发明、创造，不过要在正确路线领导之下，由工农兵给他们以再教育，彻底改变旧思想。”在他这些思想的感召下，再加上当时的经济社会环境影响，这一时期的医务人员有着很高的社会地位和威信，医患关系十分融洽。其实，医生能知道并关心病人的需求，并能尽职尽责去工作，就能成为一个好医生，而这样一个好医生的优质服务会润物细无声地传递给患者，使患者感到温暖。做一个好医生也一直是广大医生的努力方向。在现实社会中，人的生存离不开医生，一个好医生可以使人们生活得更幸福、更快乐！

如果不加强职业素养教育和医德医风教育，国家发达，物质愈丰富，就愈唯我独尊，傲视于自然之上。我曾经求教两位著名公立医院院长，除了传统式地指责我不会赚钱，他们还交流双方共同购买的设备收回成本的时间，结论是给医生提成比例越高，收回成本就越快。但群众的眼睛是雪亮的，患者的感觉往往是正确的。

有一个从东部沿海省份来的研究生，上班第三天到我的办公室欣喜地说，他发现到我们医院病房去，患者都露出很真诚的笑脸。他的总结是在原来的医院骨科器械的回扣手术医生拿走了，药品回扣被中级医生拿走了，他们这些小医生总得推销点什么，所以进病房病人明显很反感。而我们国龙医院没有个人做生意的事，进病房病人家属知道你是来为他们解决问题的，所以无论你每天进去多少次，他们都真诚地迎送你进出病房。一个真正的医院，不要让大家为钱而努力。要鼓励员工探索并健全发展，成就个人的幸福，如果只寻求工作外的满足，而忽视工作在生命中的重要性，将限制我们成为快乐而完整的人的机会！这一点是很难悟出来的！更难群体性推广，但这又是生产前必须经历的阵痛！

学习世界和美国医院史随笔

一、世界医院史

我们从人类历史发展过程可以看到，全球医院发展基本上经历了三个时期，即经验医学时期的古代医院、实验医学时期的近代医院和科技医学时期的现代医院。

医院的历史演进，早期可追溯到公元前 7 世纪的奴隶社会。从那时起到 18 世纪末，这段时期被称为经验医学时期的古代医院。

古代医院最早的雏形源于社会抚恤组织的建立。我国周代已开始起步。世界其他国家，印度于公元前 6 世纪就有医院的雏形，收容看病的人；公元 4 世纪在罗马有教会医院，属于修道院。6 世纪以后，西欧开始建立医院。公元 542 年、641 年，法国分别在里昂和巴黎建立医院。医院当初兼做旅店，是患病的教徒、旅客和香客的医务所或避难所。在整个中世纪，除在 9 世纪出现产科医院外，医院几乎不分专科。

12 世纪后，收容病人的机构进一步独立，正式医院开始兴起。第一个正式医院是 1204 年建于罗马的圣灵医院。

14 世纪后，欧洲麻风病人减少，许多麻风院逐渐改成普通医院；医生亦渐由非神职人员从事；医院规模由中世纪初期一般只容纳十几名病人的小医院，发展到一些城市里有 200 多张病床的医院。

古代医院主要有以下的特征：一是由于社会的医疗形式主要是个体行医，因此医院仅是一个补充，数量少，规模小，不固定，条件差；二是医院主要用于传染病、麻风病人的隔离，军队受伤者的收容，社会残疾人员、贫困人员的收容等，具有隔离功能与慈善性质；三是在欧洲中世纪，医院已成为教会的工具，具有十分明显的宗教色彩。因此，在一千多年的时间中，医院虽然也表现出逐渐发展的状态，但非常缓慢，还不是科学意义上的医院。

从 19 世纪中叶开始至 20 世纪中叶这段时期，被称为实验医学时期的近代医院。

由于欧洲文艺复兴，促使近代科学的快速形成与发展，而与之相应的医学科学由经验医学转变为实验医学。医学从宗教与神学中分离出来，中欧出现医学繁荣，人体解剖作为一种科学问世，随后生理学、病理学、细菌学等相继建立。尤其是英国皇家内科医师学院、皇家科学院的相继诞生，推动了医学的发展，进而促进了医院的发展和医院管理的进步。

古代医院向近代医院的转型，是社会经济发展的必然结果，也是医学科学技术高速发展的产物。如 1889 年在医院首先应用临床实验室；1896 年第一次在医院使用 X 光片来诊断疾病；1901 年血型的发现为病人的输血提供了安全保障；1903 年第一次在医院使用心电图临床诊断心血管疾病；1929 年将脑电图用于脑神经疾病的诊断，同时不断改进外科麻醉剂等。在生物医学的病因学、病理学上有了大量的发现，在基本完善了消毒法之后，青霉素、磺胺药的发现与应用，以及随后发展的抗生素药物等，为病人临床治疗提供了有效的手段。

特别是19世纪中叶,英国的弗洛伦斯·南丁格尔(Florence Nightingale)创建了护理学,使医院的医疗服务与生活服务相结合,并发展成为医院护理体系。南丁格尔出身英国名门并接受过专业的护士培训。1854年,她受政府邀请,到克里米亚支援军队医疗工作。在这里,她克服了各种困难,整顿了规章和纪律,通过精心护理,半年时间内使士兵的死亡率由原来的50%下降到22%,成了士兵中的传奇式人物,全英国都知道了夜夜手持油灯巡视病房的"提灯女士"。战争结束后,她开始办护士学校,她认为护校必须与医院结合,最后选中了伦敦的圣·托马斯医院作为她的办学基地。1869年,南丁格尔护士训练学校开学,从这里毕业的护士们曾到世界各国帮助改进医院护理工作。南丁格尔一生最大的成就就是创建了护理专业。但是其影响并不仅仅局限于这上面,通过办学,她让妇女有能力做更多的事情,享受更多的自由。

在实验医学时期,医学教育也有很大的发展。1919年美国的教育学家亚伯拉罕·弗莱克斯纳(Abraham Flexner)向联邦政府提出改进医学教育、建立医学教学体系的建议,联邦政府据此展开大规模的医学教育改革,从而形成20世纪以来被各国广泛采用的医学教育基本模式。教育的发展,拓展了医院的功能,使医院不仅是医疗的场所,也是教育的场所。

近代医院具有以下特征:一是医院已成为社会医疗的主要形式,尽管还有大量的个体医疗现象存在,但后者已退居于辅助的地位;二是在医院里形成了专业分工(但分科尚不细)、医护分工、医技分工和集体协作的格局,建立了相应管理制度和技术性规章制度;三是以机体、器官、细胞为主的生物医学作为诊疗的理论基础,以物理诊断、实验诊断、化学治疗及一般手术治疗作为基本的诊断手段,围绕以疾病为中心展开治病防病工作;四是医院管理上采用标准化管理方式。

20世纪中叶，医院由实验医学时期的近代医院转型为科技医学时期的现代医院。

20世纪是医院正规化并取得重大发展的世纪。20世纪医学技术的发展对医院的发展起到了促进作用。1923年胰岛素的发现，极大地改变了医生对糖尿病的治疗方式；1929年肝脏提取物有效地提高了恶性贫血的治愈率；1935年磺胺类药物开始用于肺炎和其他感染类疾病；1943年抗生素在临床上的应用，使得感染类疾病的治疗更加有效。随着医疗技术的发展，医院逐步建立起诊断、治疗体系，增加设备，聘请医生以外的专业人员。这些都使医院提供的服务发生了实质性变化，付费病人开始大量出现，医院通过收费获得的收入有所上升，医院规模也随之扩张，医院的数量迅速增多。

二战后人口的生育高峰和受伤人员的治疗使得一些国家的产科、创伤外科、烧伤科和骨科得到了较大的发展。医院的人员管理方式和建筑结构也开始发生变化，随着大量住在医院的住院医生、实习医生和护士逐渐搬出医院，医院建筑更专注于医疗服务和医疗管理服务。医院建筑结构中开始出现区域分工，如病房、手术室、急诊室、实验室、放射科、医疗辅助科室、管理科室等。在一些大城市，摩天大楼式的医院建筑开始增多，这些建筑提高了医院的服务效率，同时也改善了病房的通风、采光，有利于患者的康复。

20世纪50年代随着妇女解放运动的热潮，一些国家开始出现专为妇女提供医疗服务的妇女医院。60年代开始，随着慢性退行性疾病患病人数的增多，医院的肿瘤、心脏和神经科得到了很大发展。进入70年代，石油危机和新右派政治家崛起导致了全球经济的变革，政府建立公共部门的服务效率和反应敏捷性不断受到质疑。发达国家政府力求控制公共开支，人们开始重新评估医院和医疗服务领域的政府干预问题。

20 世纪 80 年代，受政府医疗保险支付政策和医院竞争的影响，发达国家医院的医疗服务行为开始转变，医疗服务效率大大提高，受此影响，一些国家的医院病床数量开始减少。进入 90 年代，随着医疗服务领域竞争的进一步加剧，医院的组织形式进一步向集团化、规模化方向发展，以进一步降低医疗服务成本，提高医疗服务效率，增强竞争力。

进入 21 世纪，现代医院呈现出以下特点：一是医院患者流量加速。门诊手术的大量增加与普及，以及全球医疗技术水平的发展与提升，使得世界范围内平均住院天数缩短，提升了医院患者的流量，提高了床位的周转率，使医院容纳了更多的重症患者。二是更多的门诊科室迁离医院，进入社区。随着各国社区医疗体系的日趋健全，医疗服务资源分配更加合理，更多的医疗专业科室“化整体为个体”迁入社区。三是诊断技术与设备不断提升。随着新诊断技术和诊断设备的出现，医院在诊断、治疗部门推广使用，不断提升诊断治疗水平。四是应对更多的突发事件与灾难。医院具备应对地震、火灾、爆炸、恐怖袭击、传染性疾病等“紧急应变能力”。五是服务类型多元化。随着人性化服务的提升，更多的服务形式与种类从 20 世纪末就开始大量进入医院。六是私立医院的快速发展。几乎所有的国家都在鼓励私人投资私立医院。

二、美国医院史

美国建国（1776 年）不到 250 年，但他们目前的医疗发展水平是世界一流的。知己知彼，将对我们医院的发展具有一定的借鉴作用。

在英国殖民地时期，北美的医疗条件十分落后，几乎没有受过教育的医生以及牧师和殖民地官员担负医生的职责，直到 18 世纪下半叶黄热病大流行，整个北美尚无任何常设的卫生医疗机构。1713 年威廉·佩恩(William Penn)在费城建立了第一家医院，目的是为有病的穷人提供住宿。第一家用于治疗病人的医院是 1751 年由本杰明·富兰克林(Benjamin Franklin)筹建的宾夕法尼亚医院。美国建国后，1789 年第一个医疗机构——海事医务局成立，专门为从事海上贸易的海员提供医疗保健服务(1912 年演变成公共卫生署)。直到 1798 年，美国联邦政府才真正介入卫生保健领域。19 世纪初，州政府开始介入卫生保健服务，主要是建设精神卫生机构。19 世纪中叶美国开始了工业革命，随后出现的城市化和移民浪潮，加剧了原有住房卫生条件的恶化，传染病和流行病开始蔓延。从 1866 年开始，纽约等许多城市和州建立了卫生委员会，担负公共卫生方面的责任。

总体来说，美国的医院发展可分为六个阶段：

第一阶段为 1750—1850 年。这时正是英国革命战争之后，美国作为一个新的国家刚刚诞生。当时的医院有两种类型，一类是慈善医院，由不同的慈善团体管理；另一类是公立医院，由各级政府管理。美国最早的医院均是为穷人提供医疗服务的私立非营利性医院，主要靠慈善捐赠来维持医院的运营。在 1870 年左右，在麻醉术和无菌手术开展之前，医院所提供的医疗服务在家庭中同样可以开展，甚至开展得更好。富人们通常在家中接受治疗，由家属或佣人进行护理。由捐赠人提供资金的非营利性医院仅治疗穷人、流浪者或无家庭支持的人。慈善动机的刺激和政府相应机构的缺乏使这些医院在早期得到了充分发展。

第二个阶段为1851—1920年。这时一些专门的医院产生了。这些医院主要是宗教的、种族的或治疗不同疾病、不同病人的专科医院,同时这个阶段被视为由医生和公司管理运作的营利性医院的发端。19世纪末,医院从救济性机构变成医疗服务机构,从慈善机构变为企业。20世纪初,在美国比较大的城镇出现了地方政府投资兴建的医院,通常是以急性病治疗为主的综合医院。这个阶段,美国医院的种类发展有综合性医院和专科医院,包括公立医院、私营医院、非营利医院、社区医院、连锁医院。公立医院主要为特殊人群服务,如:海员、军人、退伍军人、精神病人和传染病人。私营医院面向所有人,以盈利为目的,大都规模不大,但服务质量较高。非营利医院由社区协会或地区组织经营。社区医院一般指除公立医院之外的所有性质的医院,为所有居民服务。连锁医院是指由公司购买、租赁或管理的连锁医院,由独立机构或医院联盟控制。美国是个基督教传统的国家,传统的教会和其他慈善组织建立了志愿性组织,它们属于民间医疗机构,在妇婴保健、事故伤亡救护以及急诊救助领域起着非常重要的作用。

第三个阶段为美国经济大萧条时期到20世纪60年代。1929年美国爆发全面经济危机,许多人连温饱都没有保障,支付不起医药费用,医生面临失业,医院也因此濒临倒闭关门。在这种医患双重困境下,催生了"蓝十字保险计划"。但蓝十字保险计划只涵盖患者的住院费用而不包括外科和一般门诊的费用。1939年,为了专门解决外科和一般门诊的保险,又创立了"蓝盾计划"。蓝十字和蓝盾计划是美国医疗保险体系形成的里程碑。"双蓝模式"是私营非营利性质的,非营利的性质决定了机构生存与发展的方向。非营利并非不盈利,实际上医疗保险计划设计的盈利都控制在维持医疗保险计划正常运作的范围内。美国的私营商业性医疗保险计划和医疗保险公司自大萧条以后发展迅速，历经一个多世纪，形成了市场化商业性的医保服务体系。

第四个阶段为20世纪60年代中期到80年代初。1965年政府颁布了医疗照顾计划和医疗补助计划，解决了老人和贫困人群的医疗保险问题。医疗照顾计划规定，凡缴纳社会安全税与老人医疗保险税的工作人员，当年满65岁和65岁以上退休后，符合资格领取社会安全退休金者，可以享受政府规定的老年医疗保险服务保障，该医疗保障属于全国性的强制性社会医疗保险。医疗补助计划规定，凡年收入人均不满7 000美元的低收入家庭和资产有限的贫困家庭，均可享受政府设置的医疗补助计划。该计划涵盖接受现金救助的贫困老人、儿童及其父母或是残障失能者和盲人。医疗补助计划由联邦政府通过各州政府推行实施，具体采用联邦和州两级供款模式，即联邦政府和各州分担医疗补助计划费用。受益于医疗体系的不断完善，医院也得到了迅速发展。第一，人力资源方面：1900年，医生和医务工作人员的配比是1∶1，1978年医务人员增加到670万人，其中40万是医师，配比是1∶16。第二，医疗设备方面：从19世纪以来，美国人都认为医院是为患者提供服务的最佳地方；1929年美国有6 665家医院，能提供90多万张病床；1977年，美国大约有110万张病床，可人口已经增加了一倍，每千人中约有515张病床。第三，医学研究方面：20世纪50—60年代，美国的医药学研究出现了跨越性的发展，新抗生素药物、X射线技术、同位素扫描仪、对抗小儿麻痹症的疫苗、麻疹疫苗、心导管插入术、计算机在疾病分析中的应用，以及其他新科学在医生诊断和治疗方面的运用，明显扩大了医疗资源并提高了医疗资源的效用。

第五个阶段为20世纪80年代到21世纪奥巴马医改。到20

世纪80年代早期，由于卫生费用的增长速度超过通货膨胀的速度，政治和经济上的巨大压力均强烈要求控制卫生费用。为了促使医院控制卫生费用，出现了一些新的规定或组织，主要有：Medicare预付制、价格谈判和卫生服务利用评估、健康维护组织（HMO）和优先提供组织（PPO）。在新的环境下，营利性医院举步维艰，利润下降，股票价格也随之下跌。营利性连锁医院发生了大规模重组。重组之后，在20世纪90年代，哥伦比亚医院集团成为主要的营利性连锁医院集团，囊括了美国医院集团、卫生保健托拉斯和哈门那医院集团所属的医院。随着营利性连锁医院集团的发展，非营利性医院向营利性医院转化的步伐加快。与此同时，由于市场的压力，营利性医院也在向非营利性医院转化。与营利性连锁医院集团的发展相对应，许多非营利性医院致力于向成功的营利性医院学习，主要包括：建立营利性的附属公司；发展非营利性连锁医院与营利性管理公司签约让其负责管理；把某些服务项目委托给营利性公司运营；与营利性公司或医生组织合资等。这种趋势以非营利性与营利性部门的相互融合为特征。

第六个阶段是奥巴马医改驱动医院变革阶段。奥巴马政府于2010年通过《患者保护与平价医疗法案》，使超级医疗集团在全美遍地开花。随着奥巴马医改的主要条款“人人强制购买医保”的生效，医院进入了发展的黄金时期。2013年5月，奥巴马政府宣布公布医院医疗服务的价格，进一步迫使医院控制成本。到目前为止，医疗费居高不下仍是美国医改的主要难点。

综上所述，经过二百多年的发展，非营利性医院在美国医疗服务市场上已经确立了独有的主导地位，虽历经沧桑，但生命力不减。营利性医院虽然在过去的一百多年中也曾经获得过巨大的发展，但明显受制于市场环境，波动较大。直到20世纪末，营利性医院无论在占有的资源总量还是在服务量提供上都无法同非营利性医院相比，在医疗服务市场上仅分得约 10%的市场份额，这也许是同医疗行业的特征密切关联的。

非营利性医院在美国医院体系中占主导地位由以下几个因素决定：作为真正的慈善机构，非营利性医院出现得比营利性医院早；在 19 世纪末和 20 世纪初，非营利性医院开始诊治付费病人，并通过它们所提供的服务和便利设施积极争取这一部分病人；在经济大萧条和第二次世界大战后期，与营利性医院相比，非营利性医院能够优先得到政府补贴和经营所需要的资本。20 世纪 60 年代以后，营利性医院的发展则得益于有利的保险偿付制度和证券市场中的公平竞争。总而言之，一个世纪以来，获得资本的多少是影响非营利性医院和营利性医院此消彼长的关键因素。

后 记

至此，我们对中国民营医院发展诸多问题的讨论告一段落。法国民营医院协会的朋友认为中国民营医院用几十年的时间走过了法国民营医院一百多年才走完的路。这样的探讨何时才能得出结论，不得而知。

与本书相关或相近的事件随时都有可能发生在我们的身边，尽管国龙医院不能包打天下，我本人也没有三头六臂，尽管干的没有写的完美，但还是要说书中每个问题都值得同道们关注、研究，因为它是实践者的切身经历、思考和体会。

三十年前说民营经济要占据半壁江山，谁信呢？今天我们预测并不遥远的将来，不管民营医院前进的道路多么荆棘丛生，路途会发生多少大浪淘沙的故事，中国的“梅奥”出现在民营医院中将是大概率事件。

2021 年是中国共产党成立 100 周年，作为一名老党员，党对自己的哺育和培养恩重如山，此书是向建党 100 周年献上的一份薄礼，以求与改革开放政策催生的民营医院携手寻找、平整、加宽、取直自己的道路，使投资与惠民比相适应。

作为一名社会办医的先行者，我很高兴再次用文字的形式跟办医者对民营医院结构性问题进行坦诚友好的分享与交流。尽管自己认识问题、分析问题、处理问题和写作的能力有限，但全国白求恩精神研究会名誉会长马国庆等领导、老师、专家、同事、朋友，给予我许多宝贵的指导、支持和帮助，让书稿有了敬佑生命的“高度”、救死扶伤的“深度”、大爱无疆的“宽度”和甘于奉献的“温度”。在这里，对他们热情无私的指导帮助，表示最诚挚的感谢！也感谢家人多年来对我事业的默默支持和在生活上对我的关心照顾。此外，在本书写作过程中，外孙、外孙女为我踩背舒筋，与我游戏玩乐，使我能保持愉悦的心情完成这项繁重的写作任务。

意犹未尽之余，再跟大家聊几句心里话。尽管人们期望“食少事繁诸葛公，轻裘缓带羊叔子”式的领导，但每个人都有局限性，如果什么事情都去“领导”一番，有时会成“搅和”领导。事前讲（培训）好，不去领导，反而好一些。要懂得，路在书中，读书能把眼前的路修平走，再读能取直安全走，继续读能加宽高效走，达到越修路越好走！

郭　龙

2022 年 11 月于上海